内镜辅助显微神经外科

原理、方法和临床应用

ENDOSCOPE-ASSISTED MICRONEUROSURGERY

-Principles, Methodology and Applications-

[意]雷纳托·胡安·加尔齐奥　Renato J. GALZIO

[奥]曼弗雷德·查毕沙　Manfred TSCHABITSCHER

著

毛　颖　主译

U0277044

中国协和医科大学出版社

图书在版编目（CIP）数据

内镜辅助显微神经外科：原理、方法和临床应用／（意）雷纳托·胡安·加尔齐奥（Renato J. GALZIO），（奥）曼弗雷德·查毕沙（Manfred TSCHABITSCHER）著；毛颖主译. —北京：中国协和医科大学出版社，2017.7
  ISBN 978-7-5679-0830-7

Ⅰ.①内… Ⅱ.①雷… ②曼… ③毛… Ⅲ.①内窥镜-应用-显微外科学-神经外科学 Ⅳ.①R651

中国版本图书馆 CIP 数据核字（2017）第 110067 号

著者通讯地址：
Renato J. Galzio，M. D.
Department of Life，Health and Environmental Sciences
Chair of Neurosurgery
Medical School of the University of L'Aquila
Piazza Salvatore Tommasi 1（Coppito），67100-L'Aquila，Italy
E-mail：renato.galzio@ cc.univaq.it

Prof. Manfred Tschabitscher，M. D.
Human Anatomy
Section of Anatomy and Physiopathology
Department of Clinical and Experimental Sciences
University of Brescia
Viale Europa 11，25123-Brescia，Italy
Microsurgical and Endoscopic Anatomy
Medical University of Vienna
Währinger Straβe 13，1090-Wien，Austria
E-mail：manfred.tschabitscher@ meduniwien.ac.at

其他作者
Francesco Di Cola，M. D.
Department of Life，Health and
Environmental Sciences
Resident in Neurosurgery
University of L'Aquila
Piazza Salvatore Tommasi 1（Coppito），
67100-L'Aquila，Italy
E-mail：fra.dicola@ hotmail.it
dicolafran@ gmail.com

Danilo De Paulis，M. D.
Department of Neurosurgery
"San Salvatore" City Hospital
Via Vetoio snc（Coppito），
67100-L'Aquila，Italy
E-mail：d.depaulis@ alice.it

著作权合同登记 图字：01-2016-8442 号

内镜辅助显微神经外科 原理、方法和临床应用

著 者：［意］雷纳托·胡安·加尔齐奥（Renato J. GALZIO）
          ［奥］曼弗雷德·查毕沙（Manfred TSCHABITSCHER）
主 译：毛 颖
责任编辑：戴申倩

出版发行：**中国协和医科大学出版社**
          （北京东单三条九号 邮编 100730 电话 65260431）
网 址：www. pumcp. com
经 销：新华书店总店北京发行所
印 刷：北京雅昌艺术印刷有限公司

开 本：889×1194   1/16 开
印 张：8. 75
字 数：80 千字
版 次：2017 年 7 月第 1 版
印 次：2017 年 7 月第 1 次印刷
定 价：116. 00 元

ISBN 978-7-5679-0830-7

著　　者　雷纳托·胡安·加尔齐奥 (Renato J. GALZIO)，医学博士
　　　　　意大利拉奎拉大学医学院生命、健康及环境科学系神经外科主席

　　　　　曼弗雷德·查毕沙 (Manfred TSCHABITSCHER)，教授，医学博士
　　　　　奥地利布雷西亚大学临床与实验科学院，解剖与病理生理学系人体解剖学专业

其他作者　弗朗西斯科·迪·科拉 (Francesco Di COLA)，医学博士
　　　　　意大利拉奎拉大学生命、健康及环境科学系神经外科

　　　　　达尼洛·德·保利斯 (Danilo De PAULIS)，医学博士
　　　　　意大利圣萨尔瓦多市立医院神经外科

主　　译　毛　颖，教授，医学博士
　　　　　复旦大学附属华山医院神经外科

译 者 序

内镜技术是近来外科学发展的重点和热点，是未来外科学发展的方向。早在古希腊时代，希波克拉底就曾描述过类似直肠镜的器械，根据记载这些器械当时被用于检查直肠、阴道和耳鼻等腔道结构。近代内镜由德国人 Philipp Bozzini 于 1806 年发明，借助蜡烛作为光源，当时并未用于人体。单词"endoscope"由法国泌尿外科医生 Antonin Desormeau 首先提出，并在 1853 年第一次用于人体，因此他被誉为"内镜之父"。随着内镜光源设计的不断改进，内镜的应用扩展至更多学科。1901 年 Hirschmann 用改造的膀胱镜检查上颌窦。1910 年芝加哥的一位泌尿科医生完成了第一例脑室镜手术，1923 年第一例内镜下三脑室造瘘术完成。神经外科 Walter Dandy 教授在 1932 年在内镜下进行了脑室内脉络丛烧灼来治疗脑积水，与开放手术治疗预后相近，他也被公认为是神经内镜之父。这一时期内镜在神经外科领域的应用主要集中在脑室内操作。

20 世纪 70 年代末，Apuzzo、Halves 等分别尝试了颅底神经内镜下切除垂体瘤和颅咽管瘤等。同时期神经外科全面进入了显微镜时代。虽然神经内镜起步也不晚，但是由于神经系统的复杂性、自然通道缺乏，神经内镜的发展和推广一直落后于其他系统。可喜的是，随着内镜设备制造工艺的改进，解剖研究的进步，术中导航、多普勒、电生理监护等新技术的应用，麻醉技术的提升等，神经内镜近 20 年终于迎来了新的发展契机。但直到近 10 年，颅底重建技术突破后颅底内镜才被广泛推广。其实，神经内镜与显微镜一样，是一门新兴的技术，而非一门亚专科。神经内镜在治疗神经系统疾病中的应用十分广泛，在治疗一些特定的疾病时有自己独特的优势，比如微创、术野清晰、视野范围大，近距离观察等。当然在治疗某些疾病时也有一些缺点，比如需要通道、设备依赖性强、器械要求高、缺乏立体感等。

许多人对神经内镜的认知局限于脑室镜或者颅底内镜，其实内镜本身只是个工具，可以采用不同的用法，应用于不同的情况。1998 年 Perneczky 教授首次提出了内镜应用于神经外科的 4 种方法，其中值得一提的是内镜辅助显微神经外科，这种方法是将内镜和显微镜结合，充分发挥两者的优势。但实际上囿于种种限制，目前将两者能完美结合者不是很多。意大利拉奎拉大学神经外科 Galzio 教授和布雷西亚大学解剖学 Tschabitshcher 教授等通力合作，结合临床实践和解剖，深入浅出地阐述了内镜辅助显微神经外科，从理念、技术、解剖、实践等方面全方位地进行了讲解，并从不同的解剖部位，结合临床疾病对内镜在显微神经外科的应用作了详细的说明。作者结合自身经验，将内镜辅助显微神经外科的优缺点均进行了阐述，在实践过程中的注意点也都进行了相应的提醒，相信神经外科医生打开本书必能有所收获。

内镜应用的发展必然是一个螺旋式上升的过程，在手术学习的过程中，术者经常会不经意地扩大内镜应用的适应证。而我本人，尽管早在 20 世纪 90 年代后期即开始接触内镜技术，参加了学习班，并在临床工作中应用内镜进行观察实践，但深感没有顽强的毅力和必须经历的艰苦的学习曲线，是不可能达到内镜操作的自由国度的。因此，认真学习前辈的经验非常重要。我们翻译此书以飨读者，真心希望每个神经外科医师都能掌握这一技术，并愿此书能对内镜辅助显微神经外科在国内的发展有所裨益。因此，组织了花玮、赵帆、李培良、张新、全凯、王潇文、孟相达等临床一线具有内镜手术经验的医生将此著作译成中文并审校，非常感谢他们的热情投入和辛勤付出。

本书的出版得到了 KARL STORZ 公司的大力支持，在此深表谢意。另外，还要感谢中国协和医科大学出版社给予的极大帮助。当然，由于译者水平所限，加之时间较紧，难免在译文中存在一些疏漏和错误，我们也诚挚地希望广大读者提出批评与指正。

毛 颖
2017 年 6 月

目 录

1　内镜辅助显微神经外科发展历史及概论

颅内深部病变的手术过程中，内镜可用于辅助显微外科操作，提高其效率，这种方法通常被称作内镜辅助显微神经外科（Endoscope-Assisted Microneurosurgery，EAM）。

在 20 世纪 70 年代后期，Appuzzo 团队[1]以及 Halves 和 Bushe[2]曾报道在累及鞍旁的垂体病变的显微外科手术中用内镜辅助，通过内镜观察位于显微镜视野外的结构（之前需要成角反光镜来显示的区域）[3]。1995 年，Matula 和 Tschabitscher 等将内镜辅助显微神经外科的理念引入颅内病变的治疗中，主要是位于后颅窝和鞍旁区域的颅底病变[4]。Axel Perneczky 真正将内镜应用于神经外科手术，并提出了微创神经外科的概念[5-8]。

在显微手术过程中，手术显微镜能提供术野的直接照明及放大效果，然而显微镜只能提供浅表结构的细节图像，观察和分离浅表下方的结构往往会不经意间牵拉到浅表解剖结构，不可避免地导致医源性损伤。通过联合显微外科与内镜辅助技术，可以微创观察浅表解剖结构相邻或下方的结构，甚至一些隐藏的角落，从而避免医源性损伤。在 EAM 操作过程中，手术显微镜能够提供与手术路径同轴的直视视野，并实现对内镜的可视控制；同时，内镜可以减少对术野深部结构分离造成的损伤，并提供清晰的视觉图像。为了便于掌控内镜，用于内镜辅助显微神经外科的内镜镜头应经专业设计，在坚固性和刚度方面有着特殊要求。半硬性纤维内镜虽然也可以用于内镜辅助显微神经外科，但笔者认为硬质内镜由于成像质量优异且其硬性镜轴有利于固定到支撑装置上，从而更有利于 EAM 操作。用于 EAM 的镜头，其设计基于 1960 年 Hopkins 专利发明的柱状透镜系统，并与外部光纤冷光系统结合（1965 年 KARL STORZ 首先获得专利）[9~11]。连接于内镜的芯片的摄像头可将图像传输至外部显示屏，从而提供内镜视频图像[12]。

硬质内镜的优点在于可以在高压灭菌锅内安全消毒，并且能在不同距离聚焦观察对象。不同斜度的镜头可以提供不同的观察方向，0°、30°、45°、70°甚至 110°角度镜都有报道。实际上，只有 0°和 30°镜适合用于内镜辅助显微神经外科操作，因为视角大于 30°的透镜会大大扭曲解剖结构的外观，使术者难以手眼匹配并控制手术野和内镜视野。0°镜放到一定角度同样可以得到侧方视野，以观察隐藏在深部的结构；随着内镜向术野的深入，可以观察到表浅结构前方的广阔空间（图 1）。30°镜可以帮助观察到浅表

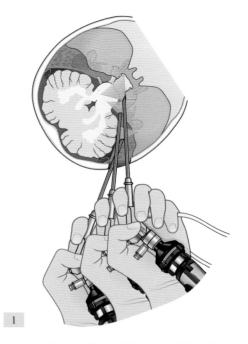

图 1　内镜可以深入手术区域，扩大形成扇形视野

结构后方角落隐藏的结构，通过内镜轴性旋转，可以观察到术野深部扇形区域的宽幅全景结构（图2）。

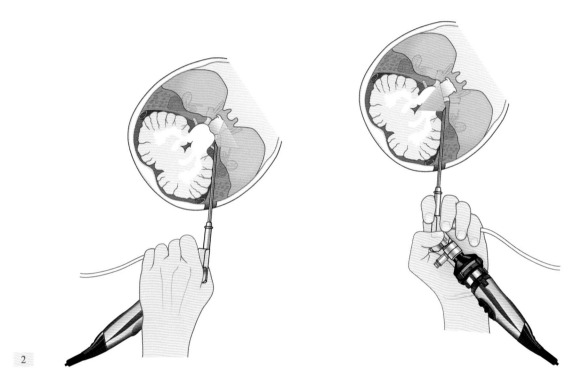

图2 利用30°镜可以观察到位于"角落周围"及被前景物体遮挡的结构；内镜的轴性旋转，可以进一步增加观察范围

通过所谓的"鱼眼"效应和内镜顶端的类3D视觉结构，现代内镜可以很容易捕获约80°左右的大视野。虽然内镜不能提供真正的三维视觉，但是通过镜头顶端的小幅进出动作可以产生类似3D视觉效果，因此也就不需要更复杂的光学设备。实际上，3D内镜视频成像系统已开发并应用于腹腔镜操作[13,14]，但是否适合应用于颅内操作至今仍存争议。

内镜辅助显微神经外科操作可通过双手手持内镜进行，利用所谓的"自由手"技术，即双手的随意变化操作，观察位于角落的结构并评估手术操作的结果。但是大多数情况下，术者需要将内镜固定在支撑系统上，解放双手使其能够充分掌控显微外科操作过程。少数情况下需要直接在内镜视野下进行双手外科操作（译者注：纯内镜操作目前更多提倡双人四手）。特殊的支撑装置可以将内镜安全锁定在正确的位置上，我们认为机械支臂优于气动支臂，因为机械支臂在重新定位内镜时比较精确，不会产生回弹的风险。

用于 EAM 操作的内镜有特殊的结构要求。内镜的近端目镜部分必须存在一定角度，避免摄像机阻挡光源，避免内镜本身阻碍显微外科的操作：45°角目镜的设计最利于实现这一目标；符合人体力学的均衡设计让术者无论是徒手操作还是固定在支架上使用，都能平稳、舒适地操作内镜。内镜镜轴不应过长，但要能够达到颅内任意目标部位；镜轴直径应尽可能小，以最大程度减少对外科操作的干扰，但又需足够大，使内镜有充分的视野。

内镜辅助显微神经外科操作的顺利进行一般需要三种不同的内镜：一个 0°镜和两个分别具有向上和向下视角的 30°镜。通过光纤光缆将氙 300 冷光源与内镜相连，可提供最佳的内镜照明。内镜图像通过视频系统显示，该视频系统由带有摄像控制器和显示屏的数码视频摄像机组成。三芯片或更多芯片高清（HD）视频摄像机能够提供分辨率高、色彩卓越及清晰度良好的高质量图像，当然，单芯片摄像机同样可以满足常规临床操作的需要。

视频图像一般在 LCD 液晶显示屏上显示，也可以通过专用设备，如 TWINVIDEO 系统（KARL STORZ 图特林根，德国）的画中画模式进行展示。储存图像、视频以及音频资料建议使用专用的医学记录软件，方便以数字、高清的形式存档和转换数据。

内镜视频系统建议安放于专用的移动推车上，以便将其摆放于最舒适的位置。主显示屏放在主刀医生的前方，手术室内最好配备一台以上的显示屏，所有手术相关人员都能通过该显示屏实时观察手术情况。

大多数显微外科标准器械也能够适用于 EAM 操作，经过特别设计的专用枪状器械能够将显微操作过程中的医源性损伤风险降到最低，实践证明具有侧孔的可塑型吸引器特别实用。为内镜特别设计的冲洗和吸引系统能有效地帮助开展垂体及其他颅底病变的经蝶入路的内镜辅助显微外科操作。

推荐用于 EAM 操作的设备套装包括内镜、冲洗套管、固定装置、内镜操作器械、视频摄像机、冷光源以及视频记录和储存系统。这项推荐基于个人大量的实践经验，大体上可以满足各项要求。

由于内镜成像只能在既有的解剖腔隙内进行，所以显微神经外科操作中的内镜辅助功能仅适用于位于脑池或脑室内的深部病灶。EAM 的适应证还包括鞍区和鞍旁病变，虽然对于这类病变目前多采用纯内镜下经蝶入路手术。

实施内镜辅助显微神经外科操作的手术医生必须同时熟悉显微外科解剖（包括不同显微外科入路下手术显微镜所显示的不同位置的解剖结构）以及内镜解剖（相同结构经不同光学设备显示的图像，切记同一个解剖在内镜不同角度的视野下会产生大相径庭的视觉外观），必须通过大量的尸体解剖训练才能获得充足的手术解剖和显微外科解剖技术的实践知识。想成为内镜操作的专家，则需要付出更多的努力钻研 EAM 多种不同入路的内镜解剖知识。因此，在讨论 EAM 的使用方法和临床应用前，我们先简要介绍一下显微手术中看到的颅内基底池和第四脑室在内镜下的解剖特点。

2 颅内基底池与四脑室的内镜解剖

EAM 的主要适应证包括治疗位于基底池的占位性病变、动脉瘤和神经血管卡压。在第三脑室及侧脑室内病变治疗方面，内镜对显微外科操作的辅助价值有限；对上述腔隙内的病变，纯内镜神经外科手术效率更高；该方法已成为囊性和小型肿瘤性病变治疗的金标准，如胶样囊肿，而且实践证明该方法在大型侵袭性病变的活检中特别实用。不过，内镜辅助显微神经外科对治疗第四脑室内的肿瘤样病变极为有效。内镜辅助显微神经外科同样也适用于鞍区和鞍旁病变经蝶入路手术。当下纯内镜手术已在这类病变的治疗中得到广泛的认可，但优越性尚不显著。另一方面，通过手术内镜观察的第三脑室、侧脑室和第四脑室的内镜解剖已在许多文献中有所描绘[15-21]。除此之外，经蝶入路直视的颅底结构内镜解剖在文献中也有广泛报道[22-27]。目前只有少数文章涉及经标准显微外科手术入路看到的基底池和四脑室的内镜解剖，因此本文将对此重点描述[28-32]。

尸体解剖研究在奥地利维也纳医科大学解剖与细胞生物中心的显微外科和内镜解

剖部进行。采用的是新鲜（非固定）尸头，仅对动脉系统进行彩色乳胶灌注。模拟标准神经外科操作研究各种入路的解剖。装备包括 0° 和 30°、直径 2.7mm 和 4mm（KARL STORZ 图特林根，德国）的 HOPKINS®柱状透镜镜头内镜、冷光源和附加视频（KARL STORZ Image-1 视频摄像机系统）和数据储存系统等。

2.1 经眶上入路内镜下观察前外侧基底池解剖

前外侧基底池及其内所含解剖结构在眶上入路和翼点入路的视野下十分相似，因此仅对眶上入路进行描述。眶上入路侵袭性相对较小，另一方面较为实用。根据 Perneczky[33,34] 首创的方法，经眉弓切口作小型眶上入路开颅。以下描述的操作均为右侧。

打开硬膜后，使用 0°镜（28162 AUA）从其正前方视野开始观察（图 3a）；由于重力作用会使额叶下沉，可以清楚地看到嗅神经（Ⅰ cn）（图 3b）；沿着嗅神经的走行探查，直至其近端，可以发现其在蝶骨平台（PSph）后方与视神经（Ⅱ cn）交叉（图 3c）；由此进一步向外侧探查可及外侧裂（SF）深部（图 3d），沿外侧裂将其自远端向近端充分打开，使额叶进一步下沉，并与颞叶分离，暴露硬膜内段颈内动脉（ICA）的近端部分和动眼神经（Ⅲ CN）的远端部分，继而可以进入海绵窦的上壁（图 3e）；切开包裹动眼神经的蛛网膜（图 3f）；同理，钝性分离包裹视神经和颈动脉虹吸段的蛛网膜（图 3g）；打开视交叉前池，观察对侧视神经以及其下方的对侧硬膜内 ICA 最近端部分和垂体柄（PS）（图 3h）；额底蛛网膜分离完成后，可得到前颅底结构的全景视野（图 3i）；此时，将 0°镜换为 30°正斜镜（28162 BOA）继续观察；此处至少有三个不同的手术间隙可供内镜通过：视神经与颈内动脉间、颈内动脉与动眼神经间，以及动眼神经外侧（图 3j，图 3k）。

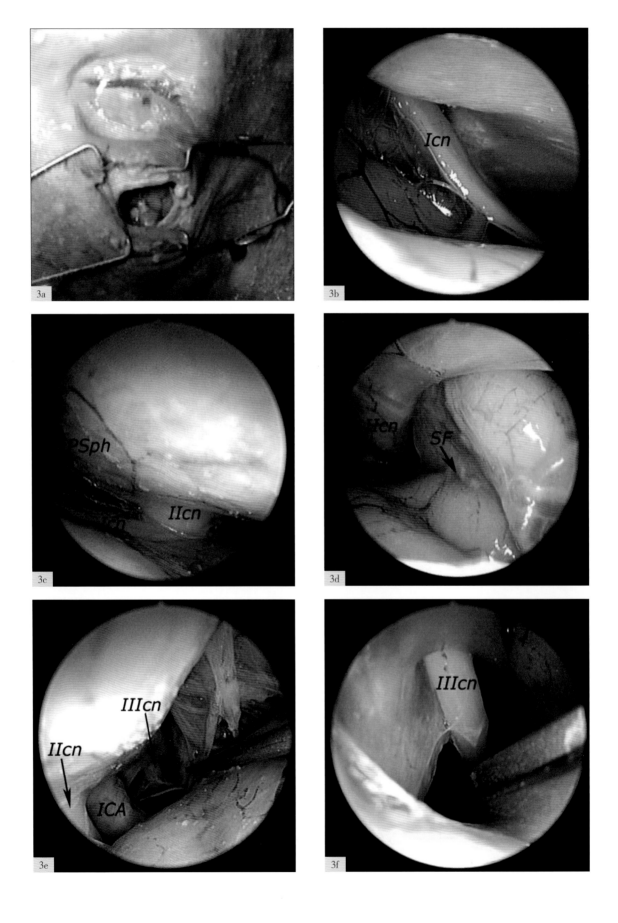

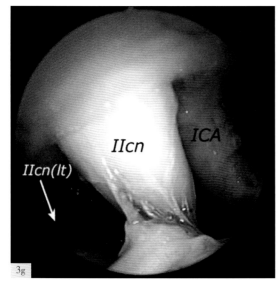

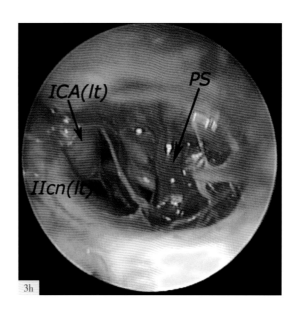

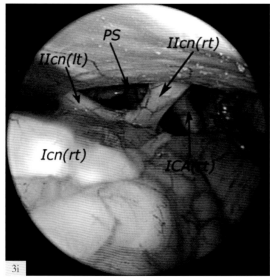

图 3a～图 3i　经右侧眶上入路内镜探查

缩略词检索（图 3a～图 3i）

Ⅰ cn	嗅神经	Ⅱ cn	视神经	Ⅲ cn	动眼神经
ICA	颈内动脉	PS	垂体柄	PSph	蝶骨平台
SF	外侧裂	lt	左侧	rt	右侧

视神经与 ICA 之间的间隙较窄，且通常会被来源于颈内动脉后壁的数支穿支动脉占据（图 3l）。内镜通过三条通路中最窄的动眼神经外侧间隙时，不恰当的牵拉或机械性损伤可能会对该神经造成医源性损伤，有一定风险；动眼神经外侧间隙可通过切开天幕游离缘（TE）的最近端部分进一步扩大（图 3m）；颈内动脉与动眼神经间的间隙通常是三者中最宽的，因此最适于外科操作（图 3n，图 3o）；完全分离 Liliequist 膜（Lm）的蛛网膜后，可见到下列解剖结构：桥前池；后交通动脉（PCoA）；位于后床突（PCP）前方的垂体柄的下外侧面；大脑后动脉（PCA）和小脑上动脉（SCA）的起始部，二者之间穿行动眼神经（图 3p）；向下进一步深入内镜，可见中基底动脉与小脑前下动脉（AICA）的起始部伴行（图 3q，图 3r）；基底动脉分叉部后方可见大量穿支动脉（Perf）和丘纹动脉（ThS）（图 3s）；基底动脉分叉部的个体间变异较大（图 3t），偶可发现动脉瘤（图 3u）。

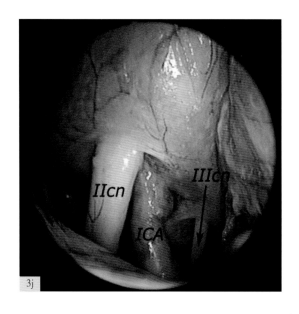

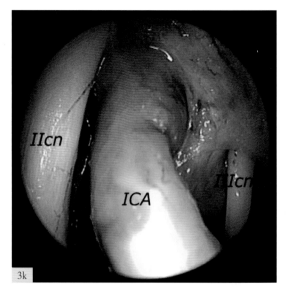

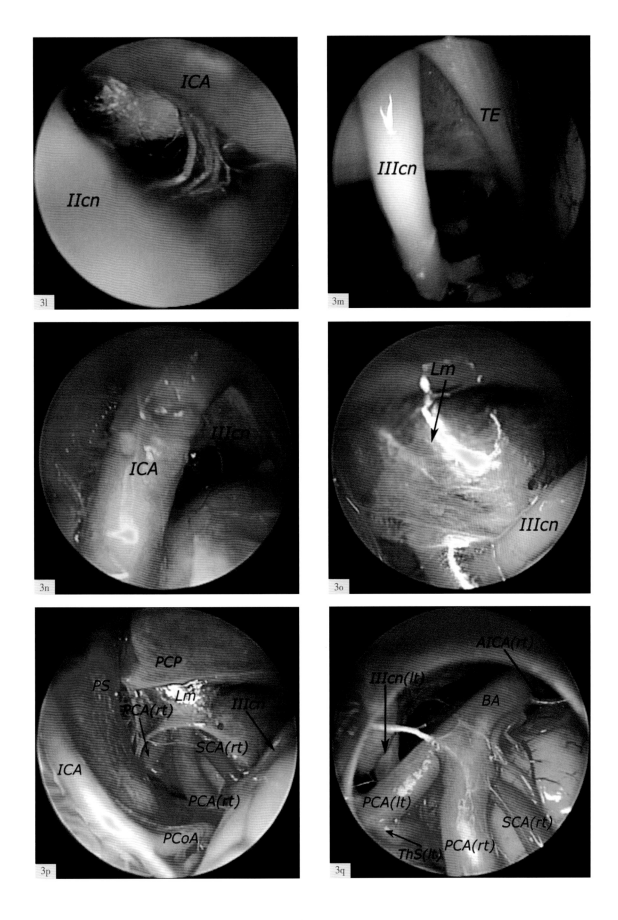

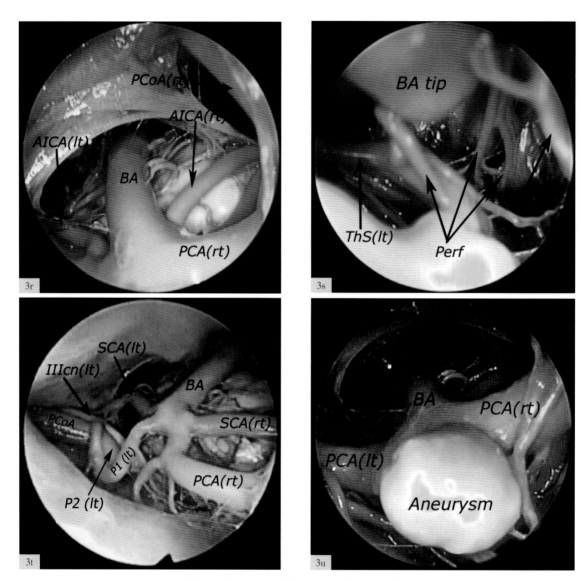

图 3j~图 3u　经右侧眶上入路内镜观察

缩略词检索（图 3j~图 3u）

Ⅱ cn	视神经	PCoA	后交通动脉
Ⅲ cn	动眼神经	Pcp	后床突
AICA	小脑前下动脉	Perf	穿支动脉
BA	基底动脉	PS	垂体柄
ICA	颈内动脉	SCA	小脑上动脉
Lm	Liliequist 膜	TE	天幕游离缘
P1	PCA 前交通支	ThS	丘纹动脉
P2	PCA 后交通支	lt	左侧
PCA	大脑后动脉	rt	右侧

图 3　经眶上入路内镜观察

2.2　经乙状窦后入路内镜下观察后颅窝蛛网膜池解剖

内镜辅助显微外科非常适合治疗桥小脑角区域的病变，尤其是神经血管卡压、向轴线外扩张性生长的病灶，以及囊性病变等。

右侧乙状窦后小型切口开颅后，小脑半球下垂后桥小脑角区即可暴露（**图 4a**）；使用 0°镜（28162AUA）正前方视野观察位于后组脑神经（LCNs）和面听神经复合体（Ⅶ~Ⅷcns）上方的桥小脑角池蛛网膜，面听神经复合体近端被小脑绒球（Flo）覆盖；同时还可以观察内听道后壁（IACpw）（**图 4b**）；内镜继续向下行进，在面听神经复合体上方前行，打开 Dandy 静脉（DV）（译者注：岩上静脉，简称岩静脉）下方的蛛网膜，找出三叉神经（Ⅴcn）和内听道后段小脑前下动脉（AICA）（**图 4c**）；内镜进一步向下，可见三叉神经（Ⅴcn）的脑干端（BrS），以及小脑前下动脉（AICA）的内听道旁袢跨越面听神经复合体（Ⅶ~Ⅷcns）（**图 4d**）；改变内镜角度还可以观察到展神经（Ⅵcn）和第Ⅶ（Ⅶcn）、第Ⅷ（Ⅷcn）脑神经之间的 AICA（**图 4e**）；内镜在三叉神经下方行进，探查小脑上动脉的远端分支（SCAdb），可以发现展神经（Ⅵcn）穿过硬膜进入 Dorello 管；一支动脉由基底动脉（BA）发出，进入左侧斜坡硬膜并与永存三叉动脉（PTA）（译者注：永存三叉动脉为四支永存颈内-基底吻合中最常见的一支，其临床意义仍存争论）吻合（**图 4f**）；调整内镜角度向下可见基底动脉（BA），Ⅶcn 下方 AICA 的近端以及Ⅵcn 从脑干起始处的全部走行（**图 4g**）；向上移动内镜可观察到垂体柄（Ps）、视神经（ONs）、小脑上动脉（SCA）以及右侧动眼神经（Ⅲcn）；值得一提的是，上述结构均位于环池（ambient cistern）内（**图 4h**）；

高倍视野下可以十分清晰地观察到漏斗（Inf）上方的垂体柄、左侧视神经以及源自 BA 的 SCA 起始部分，并可显示左侧颈内动脉（ICA）（**图 4i**）；适度退回内镜可得到 AICA 远端、Ⅷcn、Ⅴcn 和迷路动脉（LA）的整体观（**图 4j**）；移动内镜，显示小脑幕（Te）底面以及Ⅴcn 进入海绵窦后壁（CSpw）（**图 4k**）；向下移动内镜，用剪刀剪开听神经与舌咽和迷走神经根（Ⅸ-Ⅹcns）之间的蛛网膜，即可暴露发自 BA 的 AICA 的近端以及Ⅸ-Ⅹcns（被蛛网膜覆盖）下方的右侧椎动脉（VA）（**图 4l**）。

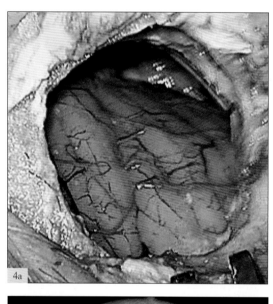

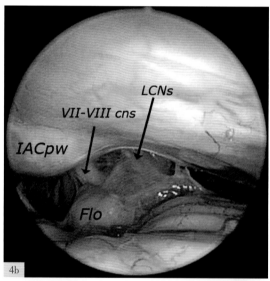

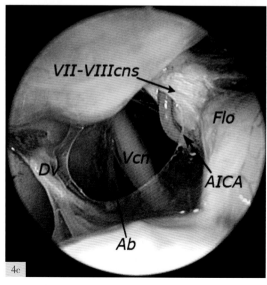

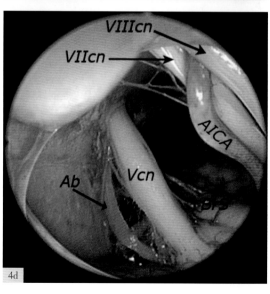

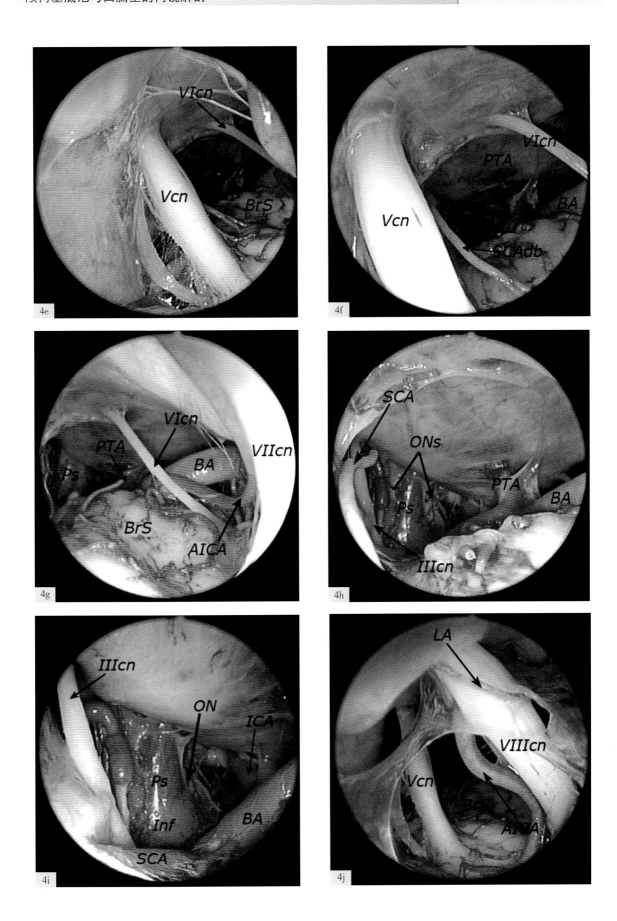

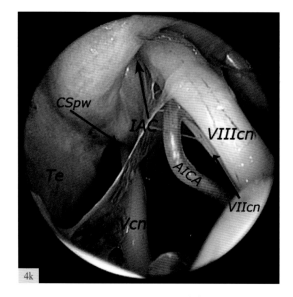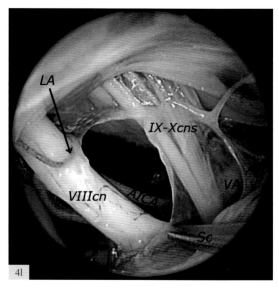

图 4a~图 4l　经乙状窦后入路内镜探查

缩略词检索（图 4a~图 4l）

AICA	小脑前下动脉	Ab	蛛网膜桥	BA	基底动脉
BrS	脑干	CSpw	海绵窦，后壁	Dv	Dandy 静脉
Flo	小脑绒球	IAC	内听道	IACpw	内听道，后壁
ICA	颈内动脉	Inf	漏斗	Ⅲcn	动眼神经
IX-Xcns	舌咽和迷走神经	LA	迷路动脉	LCNs	后组脑神经
ON	视神经	PICA	小脑后下动脉	Ps	垂体柄
PTA	永存三叉动脉	Sc	剪刀	SCAdb	小脑上动脉远端分支
Te	小脑天幕	VA	椎动脉	Vcn	三叉神经
Ⅵcn	展神经	Ⅶcn	面神经	Ⅷcn	听神经
（posme）	内听道后段	（preme）	内听道前段	db	远端分支

退回内镜以便观察内听道前段 AICA（premeAICA）和内听道后段 AICA（posmeAICA）与Ⅷcn 的关系（**图 4m**）；移动内镜进入Ⅷcn 与 IX-Xcns 之间的间隙，可在下方看到自 BA 起源的 AICA 起始部以及Ⅵcn（**图 4n**）；高倍视野下，可以更清晰地显示 AICA 的近端部分的走行以及Ⅵcn（**图 4o**）；向下移动内镜并打开覆盖 VA 的蛛网膜，可见IX-Xcns 神经根、脊髓副神经（Ⅺcn）以及舌下神经（Ⅻcn）的根丝

（图4p）；向下深入内镜可显露XIcn的走行（图4q）；进一步向下可显露XIIcn根丝以及VA颅内段的走行，VA颅内段发出右侧小脑后下动脉（PICA）以及脊髓前动脉（AnSpA）（图4r）。

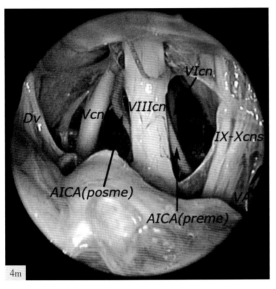

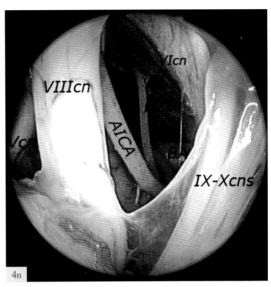

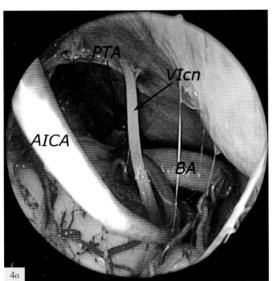

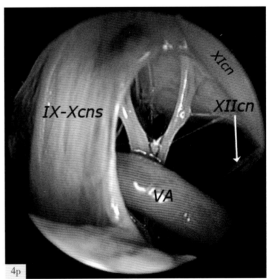

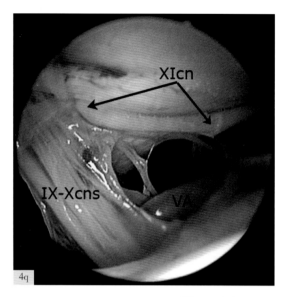 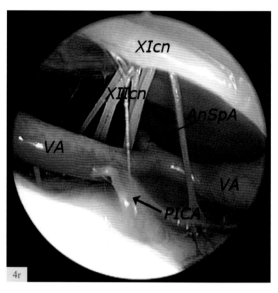

图 4m~图 4r　经乙状窦后入路内镜探查

缩略词检索（图 4m~图 4r）

AICA	小脑前下动脉	AnSpA	脊髓前动脉	BA	基底动脉
Dv	Dandy 静脉	IVcn	滑车神经	PICA	小脑后下动脉
PTA	永存三叉动脉	VA	椎动脉	Vcn	三叉神经
VIcn	展神经	VIIcn	面神经	VIIIcn	听神经
XIcn	脊髓副神经	XIIcn	舌下神经	（posme）	内听道后段
（preme）	内听道前段				

图 4　经乙状窦入路内镜探查

2.3　经枕下入路内镜下观察髓周及小脑延髓池解剖

占位性以及囊性病变可累及髓周和小脑延髓池，通过枕下（正中或一侧）入路或远外侧入路可对累及这个部位的占位性以及囊性病变进行手术。由于内镜辅助显微神经外科能够显著减小手术风险，因此在治疗该类病变中具有明显的优势。上述两种入路在显示髓周和小脑延髓池内结构方面基本相同。因此，本文只描述经正中枕下入路通过 30°正斜角镜（28162 BOA）观察到左侧解剖。

枕下后正中开颅后打开硬膜（DM），导入内镜。内镜下整体视野首先可以辨识如下结构：脑干背侧（BrS）、四脑室正中孔（FM）、四脑室内的脉络丛（PPl），小脑扁桃体（CT），以及在小脑扁桃体上方的小脑后下动脉（PICA）襻（图 5a）；向下移动内镜，镜头朝向左侧髓周池时，视野可见高位脊髓（UpSpc）背侧。椎动脉（VA）在其硬膜内段发出一支具有较多血管襻的脊髓前动脉（ASpA），此处视野内还可见脊髓副神经（XIcn）的上升支、C1 神经根以及 C2 神经根背侧（图 5b）。高倍视野下能更清楚地显示 ASpA 的襻状起始部位，本例中该动脉发出一条异常分支（＊）（推测是寰椎前动脉）在 XIcn 下向脊髓后动脉（PSpA）走行，而 C1 神经根在 VA 上方、ASpA 和 XIcn 下方穿行（图 5c）。内镜朝下，可见 C2 神经背根从 ASpA、XIcn 以及齿状韧带（dL）上方穿过（图 5d）。移动内镜，以便更清楚地显示 C2 神经根出口孔道（图 5e）。向正上方移动内镜，展示自 VA 发出的 PICA 起始部（图 5f）。

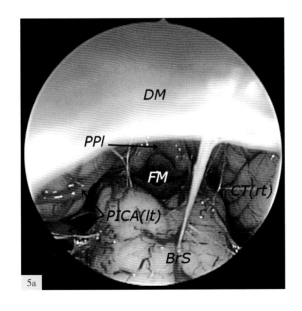

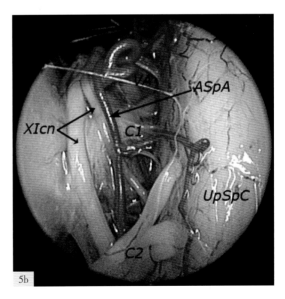

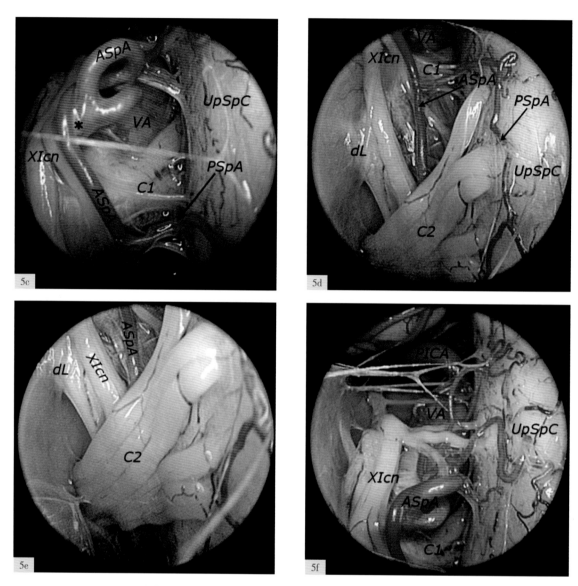

图 5a～图 5f　经枕下入路内镜探查髓周及小脑延髓池

缩略词检索（图 5a～图 5f）

Aspa	脊髓前动脉	BrS	脑干	C1	颈 1 神经根
C2	颈 2 神经根	CT	小脑扁桃体	dL	齿状韧带
DM	硬膜	FM	四脑室正中孔	PICA	小脑后下动脉
PPI	乳头状脉络丛	PSpA	脊髓后动脉	UpSpC	上脊髓
VA	椎动脉	XIcn	副神经	（rt）	右侧

移动内镜可观察到 PICA 近端部分进入位于脑干（BrS）和左侧小脑扁桃体（CT）之间的椎-脊髓池（＊），PICA 的远端部分（di）在小脑扁桃体上走行（图 5g）。向 PICA 近端（pr）移动内镜可观察到舌下神经（Ⅻcn）自脑干发出并进入舌下神经管（Hc），舌下神经管位于覆盖在颈静脉结节（JT）骨性突起上的硬膜下方，同时位于向颈静脉孔穿行的Ⅺcn 的内侧（图 5h）。高倍视野下，可以更清楚地观察到Ⅻcn 远端神经根延伸进入舌下神经管处（图 5i）。稍微向外侧并向下移动内镜，可以看到Ⅺcn以及第九和第十脑神经（Ⅸ-Ⅹ cns）根远端进入颈静脉孔（JF）（图 5j）。在 PICA 近端节段的外下方行进内镜可观察到展神经（Ⅵcn）穿过覆盖于岩骨上（PetB）Dorello 孔的硬膜以及三叉神经（Ⅴcn）（图 5k）。内镜向外探查，可见面听神经复合体（Ⅶ～Ⅷcns）进入内听道（IAC），并且可见自小脑前下动脉（AICA）发出的动脉分支与其伴行（图 5l）。向 IAC 方向移动内镜，可见Ⅶ～Ⅷ面听神经复合体位于Ⅴcn 近端，此处同时可见脊髓副神经（Ⅺcn）和迷路动脉（la）（图 5m）。向下移动内镜，在 JT 下方可以清晰地看到Ⅻcn 的神经根位于舌下神经管（Hc）的入口处（图 5n）。退回内镜再次伸入小脑扁桃体（CT）与脑干（BrS）间的间隙，在 PICA 第一祥（近端）和Ⅻcn 神经根外侧可见 Luschka 外侧孔周围的脉络丛（ChPl）（图 5o）。高倍视野下，可见Ⅻcn 神经根的起始部（＊）自脑干（BrS）发出（图 5p）。向内侧移动内镜可见 PICA 近端节段以及Ⅶ～Ⅷcns，而进入颈静脉孔（JF）的后组脑神经则被Ⅻcn 遮挡（图 5q）。再次将内镜指向 PICA，可见Ⅶ～Ⅷcns 走向由硬膜（＊）覆盖的内听道，以及Ⅴcn 的走行（图 5r）。向下移动内镜，可观察Ⅶ～Ⅷ面听神经复合体与 AICA 和迷路动脉的解剖关系（图 5s）。继续伸入内镜可以非常清楚地观察Ⅴcn。注意上述结构均位于桥小脑角池内（图 5t～图 5u）。

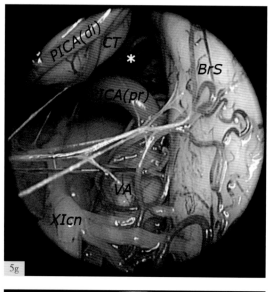

5g

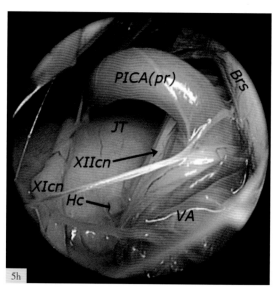

5h

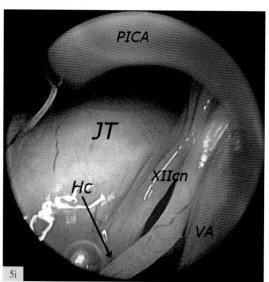

5i

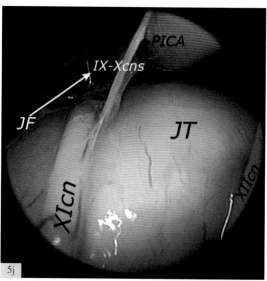

5j

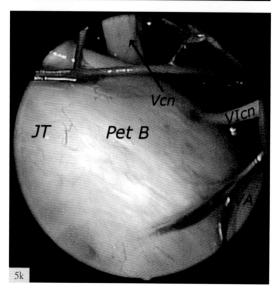

5k

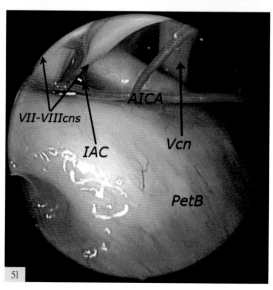

5l

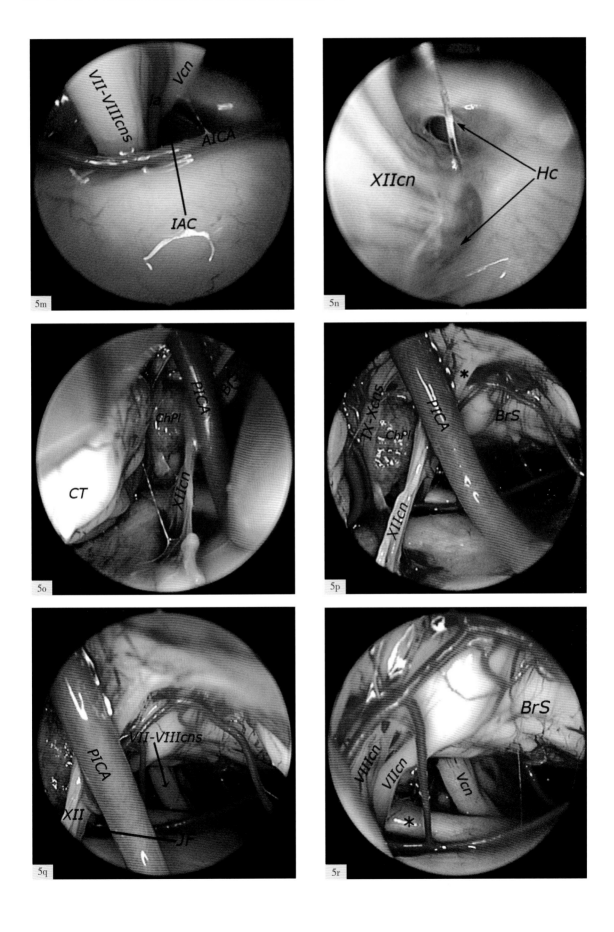

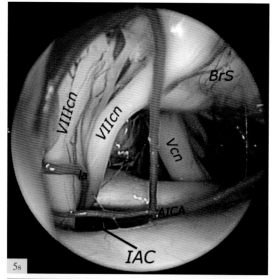

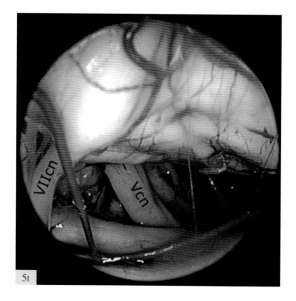

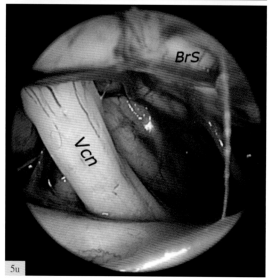

图 5g ~ 图 5u   枕下入路内镜探查髓周及小脑延髓池

缩略词检索（图 5g ~ 图 5u）

BrS	脑干	ChPl	脉络丛	CT	小脑扁桃体
Hc	舌下神经管	IAC	内听道	IX - X cns	舌咽神经和迷走神经
JF	颈静脉孔	JT	颈静脉结节	La	迷路动脉
PetB	岩骨	PICA	小脑后下动脉	PPl	乳头状脉络丛
VA	椎动脉	Vcn	三叉神经	VIcn	展神经
VII ~ VIIIcns	面听神经	XIcn	副神经	XIIcn	舌下神经
(db)	远端分支	(di)	远端	(lt)	左
(pr)	近端	(rt)	右		

图 5   经枕下入路内镜探查

2.4　经枕下入路内镜下观察第四脑室解剖

如前所述，纯内镜神经外科技术是侧脑室和第三脑室内小型囊性病变和肿瘤性病变最有效的治疗手段，同时也是该区域内大型占位性病变活检的有效方法之一。内镜辅助显微神经外科在第四脑室内肿瘤性病变的治疗方面同样非常实用。

做3cm长后正中枕下切口，磨除枕骨大孔（FoM）水平的枕骨最下部以及第一颈椎的椎板（C1pa）。切除寰枕筋膜后，打开硬膜，切开枕大池蛛网膜（arach），伸入30°正斜角镜（28162 BOA，KARL STORZ图特林根，德国）（图6a）。内镜下可观察到脑干背侧（BrS）、小脑扁桃体（CT）和小脑后下动脉（PICA）下袢以及四脑室正中孔（FM）（图6b）；内镜进一步向下行进，可查看四脑室底并清晰地分辨被正中沟（ms）从中分隔的髓纹（MStr）。接着，中脑导水管的远端开口（ASdo）以及右侧脉络丛（ChPl）进入视野（图6c）。内镜穿过四脑室正中孔后，中脑导水管的远端开口得到更为清楚的展示，同时可以在四脑室底辨明内侧隆起（me）和面丘（FColl）（图6d）。进一步伸入内镜可清晰地显示导水管及其近端开口（ASpo）和其上方的上髓帆（SMV）（图6e）。再深入内镜可暴露上髓帆（SMV）以及第四脑室腔的外侧壁（LW）（图6f）。内镜稍向右旋可见外侧壁由上（supCP）、下（infCP）小脑脚的内侧部分构成（图6g）。内镜向左旋可展示四脑室腔左侧壁上下小脑脚之间的界限（图6h）。再移动内镜暴露外侧隐窝（LR）（图6i）。此处应注意，后颅窝解剖个体变异很大（图6j~图6l）。

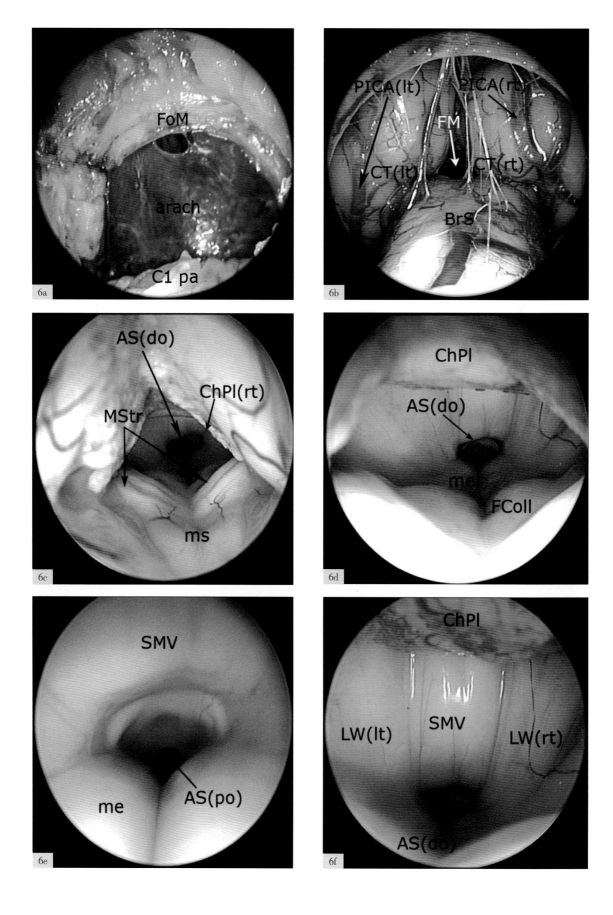

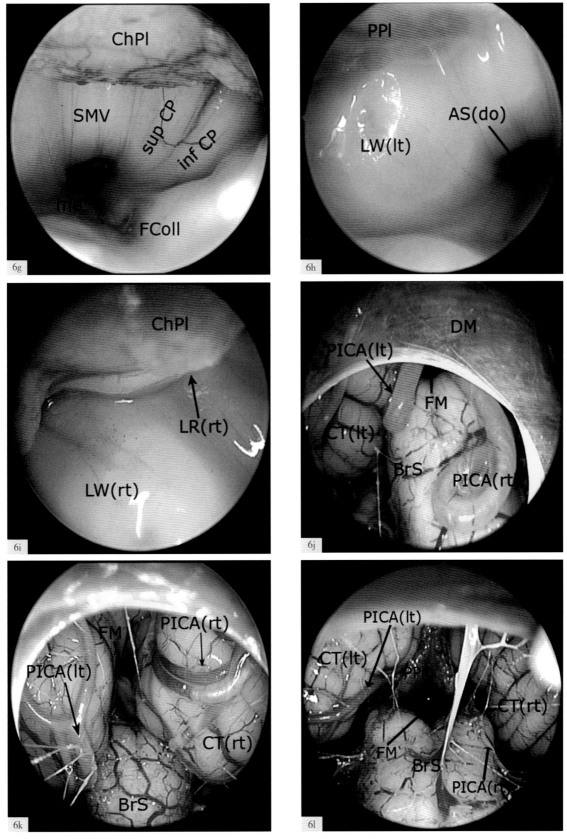

图 6 枕下入路内镜探查第四脑室解剖

缩略词检索（图 6a ~ 图 6l）

arach	蛛网膜	AS（do）	中脑导水管远端开口	AS（po）	中脑导水管近端开口
BrS	脑干	BrS（ls）	脑干外侧面	C1 pa	C1 后弓
ChPl	脉络丛	cn	脑神经	CT	小脑扁桃体
FColl	面丘	FM	第四脑室正中孔	FoM	枕大孔
LR	外侧隐窝	LW	外侧壁	ms	正中沟
me	内侧隆起	MStr	四脑室髓纹	PICA	小脑后下动脉
SMV	上髓帆	rt	右侧	lt	左侧

3　内镜辅助显微神经外科方法学

为了在内镜辅助显微神经外科操作中充分掌控术野，外科医生需要同时整合同一术野在显微镜和内镜的双重影像。将内镜显示器安放于显微镜前方即可达到很好的效果。外科医生可以将摄像头显示屏上的显微镜视野转换为显示器上的内镜图像，由此来保持视觉同步，反之亦然（图7）。也可以通过在显微镜目镜的上方或下方安装小型

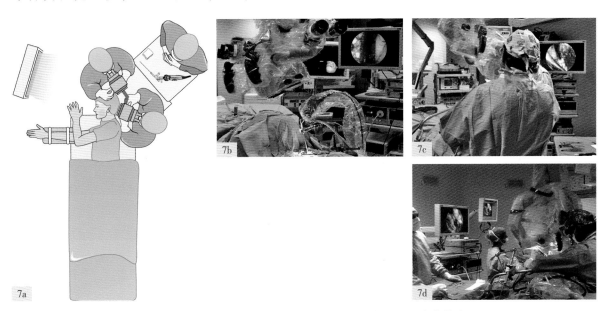

图7　EAM手术中内镜显示屏的最佳摆放位置，即术者前方

内镜显示屏，如此只需微小的眼部活动即可获得同步视觉图像[36]（图8）。

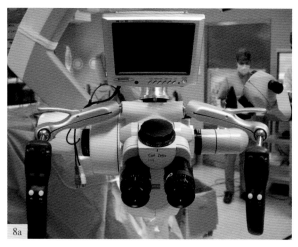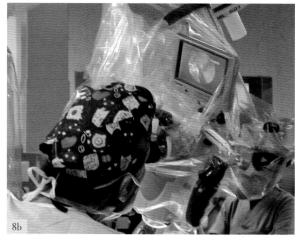

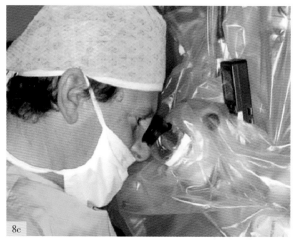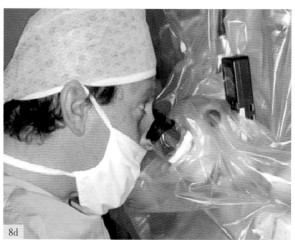

图8　内镜显示屏可以直接安装在显微镜双目镜的前上方（图8a、图8b），如此手术医生只需微小的眼部活动就可以维持显微镜及内镜视野的同步（图8c、图8d）

目前最先进的手术显微镜可以将内镜视频影像直接叠加到显微镜目镜上。然而，要实现这一功能需要将内镜视频信号进行数字化处理，处理过程中一定程度上会导致影像模糊无法辨别，同时还需要外科医生反复在显微镜与内镜之间切换，反而造成不便。因此，笔者仍推荐手术显微镜外还需使用一台专用的视频显示屏，以显示内镜视频图像。也有人推荐使用专门的头戴式LCD显示屏，在接收显微镜和内镜视频信号时，协调显示模式[37~39]。笔者对此进行了试用，发现这些显示屏佩戴起来并不舒适，所以没有采用。笔者在手术室里放置了四台显示屏，每个角落一台，以显示显微镜和（或）内镜视频图像。可在需要时使用画中画模式帮助手术和麻醉团队实时了解手术情况。

内镜辅助显微神经外科操作与其他显微神经外科一样，需要精确的术前准备。手术入路的选择需根据特定的病理类型和每例患者的个体解剖特点来制定；必要时可运用神经导航。

为进行颅内 EAM 操作，一般需对患者进行全身麻醉及经口气管插管。显微镜视野下建立术野有利于控制内镜的插入，一般说来，内镜辅助显微外科操作按顺序包括以下三个手术步骤：

- 初步观察

- 进行关键手术步骤

- 操作后检查

神经外科医生通过初步观察，了解病灶和病灶周边区域在内镜下的解剖图像，这些信息必须与同一区域显微外科解剖相结合。初步观察阶段，通常先用手持式 0°镜，进行内镜下辨认和评估位于术野最上方区域前后的结构。期间，在显微镜直视下导入内镜。如果计划在关键手术步骤中使用 30°镜，还是要先用徒手技术进行内镜探查。

在进行关键手术步骤操作期间，应用内镜可使显微外科操作在可视控制下进行，这样可以很大程度地减少医源性损伤的发生。手术进行到这一步，可循序渐进地徒手操作内镜，主要是为了"观察死角"并当场判断手术操作的直接后果。这个方法在处理狭窄腔隙内的侵袭性及囊性病变时尤为有效，在神经血管卡压的治疗中同样也可以起到一定作用。对于大多数病例，在将内镜送达术野中合适的颅内位置后，需要将其位置固定。内镜的定位和固定可使用机械支撑臂来完成，机械支撑臂一般预先固定在手术台或头架上（**图9**）。

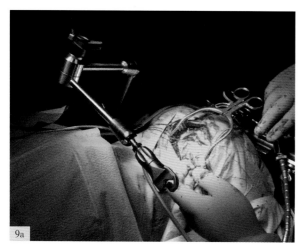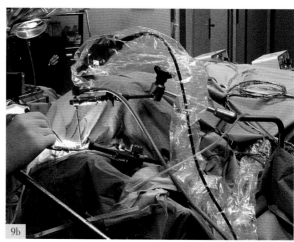

图9 机械支撑臂在内镜稳定性方面优于气动支撑臂，因为前者能够精确地重新定位内镜，而不会产生危险的回弹效应

鉴于手术要运用多种不同的解剖通道，因此内镜固定的位置不能影响显微外科操作的手术路径（**图10**）。动脉瘤手术中，如果动脉瘤夹夹闭时误夹了穿支动脉或其他关键的神经、血管等结构，这种医源性损伤往往要到后续的内镜检查时才会被发现；但此时恰恰已耽误了移除动脉瘤夹的最佳时机，已然产生了不可逆的损伤。因此，必须将内镜固定在支撑臂上，术中涉及的显微外科方法唯有在稳定的内镜辅助下才能进行。在显微镜手术操作期间运用内镜作为辅助光学设备，不仅能够控制显微外科操作，并且能够通过充分的训练，可在纯内镜控制下进行外科操作。内镜辅助显微神经外科操作期间，由于显微镜提供的术野照明通常在深部会被反射，所以可为内镜提供足够的照明，使得内镜的光线通常保持在低照明强度，若使用高强度的内镜照明则会产生刺眼的高亮区域（曝光过度）。按照笔者的经验来看，标准的内镜冷光源照明强度在其最大功率的5%～20%。在许多病例中，进行直接内镜控制下的外科操作时，单纯利用显微镜提供的光线就可以得到满意的内镜图像。这种方法的优势在于其可以消除对重

要神经血管结构产生潜在热损伤的风险。

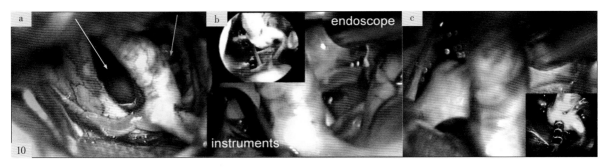

图 10　首先，将内镜固定在术野中不影响手术操作的位置。手术过程中，内镜经由不同于手术操作不同的通道，如上方病例所示，进入颈内动脉和动眼神经（绿色箭头）之间的间隙，而显微外科器械则插在颈内动脉和视神经（黄色箭头）之间的间隙

　　关键手术步骤结束后，剩下的操作通常可在单纯显微外科下完成（如止血等），但最终还需要内镜观察手术情况进行结果评估：侵袭性病灶切除后，必须检查各个死角，确定有无肿瘤残存。此外，神经血管卡压和动脉瘤治疗后也推荐进行操作后内镜检查，以定位深部未发现的出血点或血块，并检查动脉回归正常位置后动脉瘤夹的情况。

4 内镜辅助显微神经外科的临床应用

如前所述，只有在既存的解剖腔隙内才能产生内镜视野。所以颅内手术中，只有对位于深部蛛网膜间隙或脑室系统（主要为第四脑室腔）的病变，其内镜辅助显微外科才具有明显优势。另外，内镜辅助显微外科操作也能有效辅助经蝶入路的鞍区和鞍旁病变的治疗（尽管近期有报道建议使用纯内镜经蝶入路治疗这类病变）。

自1997年4月至2009年4月，本书资深作者（RJ Galzio）已完成542例内镜辅助显微神经外科手术，包括445例颅内和97例经鼻蝶手术。同期所有颅内手术（不包括外伤手术）中，EAM占19%左右；需要注意的是，内镜辅助显微神经外科手术所占的比例在初期相对较高，一方面是因为只有在进行大量手术后才能得出结论，明确适应证；另一方面是作者在训练期间无形中扩大了EAM适应证的范围。近4年的数据显示，EAM手术占所有颅内手术的比例不足11%。

4.1 占位性及囊性颅内病变

笔者共完成 238 例颅内占位性和囊性病变的 EAM 手术。EAM 手术对治疗颅底前外侧蛛网膜池和桥小脑蛛网膜池内的侵袭性病变尤为有效[6,8,40-47]。EAM 可以清楚地观察深部重要神经血管结构，因此能够更安全地分离保护，并避免无意中损伤正常结构（图 11，例 1）。

例 1　左侧天幕脑膜瘤

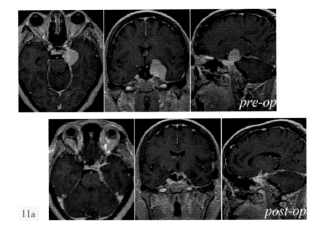

图 11a　术前及术后 MR 图像

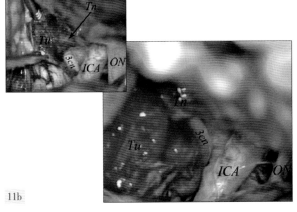

图 11b　显微镜下经左侧翼点入路，为暴露小脑幕切迹和肿瘤前内侧，需将外侧裂广泛开放，此时动眼神经位于脑膜瘤深面内侧缘

缩略词检索（图 11a～图 11h）

3 cn	动眼神经	ICA	颈内动脉	ON	视神经
post-op	手术后	pre-op	手术前	Tu	肿瘤
Tn	天幕切迹				

例 1　左侧天幕脑膜瘤

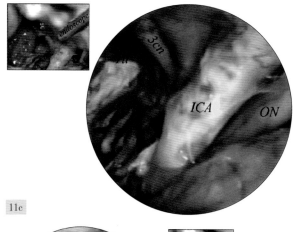

图 11c　0°内镜（28162AUA）显露位于深部的动眼神经

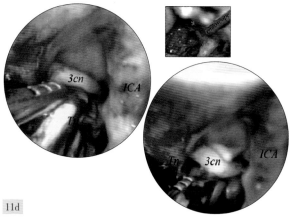

图 11d　Point Setter®气动臂固定，内镜视野下将走行于 SCA 与 P1 段 PCA 之间的动眼神经从肿瘤边缘游离出来

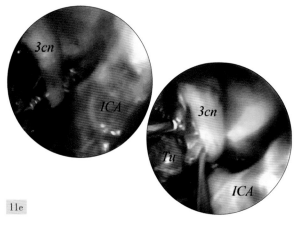

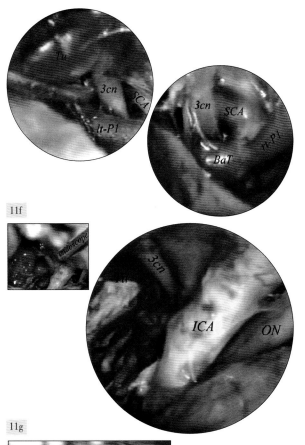

11f

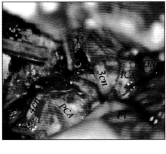

图 11g 随后主要借助于显微外科技术切除肿瘤，然而当进行深部操作需要获取更清晰的辨识度并保护"死角"里的重要结构（动眼神经）时，仍然需要在内镜帮助下才能实现

11g

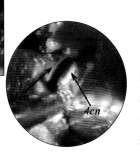

图 11h 肿瘤完全切除后，海绵窦上外侧壁（肿瘤附着处）电凝止血，内镜下检查深部结构的完整性（深入至海绵窦动眼神经三角区的第 Ⅲ 及第 Ⅳ 脑神经）

11h

缩略词检索（图 11a~图 11h）

3 cn	动眼神经	4 cn	滑车神经	BaT	基底动脉顶端
Fl	额叶	ICA	颈内动脉	lt	左侧
ON	视神经	P1	大脑后动脉交通动脉前段	PCA	大脑后动脉
post-op	手术后	pre-op	手术前	rt	右侧
SCA	小脑上动脉	Tu	肿瘤	Tn	天幕切迹

评论（例1）

经翼点入路，通过 EAM 可以更有效观察并安全操作动眼神经区域手术

图 11 左侧天幕脑膜瘤

某些病例因为保留解剖及功能的要求，需进行纯内镜下的外科操作（图12，例2）。此外，在显微外科操作过程中应用内镜作为辅助光学设备可以缩小入路规模（图13，例3）。

在听神经瘤的治疗中，内镜辅助能够更早地分离面神经，并极大帮助其在脑干起源处以及在内听道（IAC）内行程的尽早定位。此外，内镜能够清楚地显示内听道内的肿瘤残留情况；可以在不磨除内听道骨质的情况下内镜下切除残留肿瘤，从而降低迷路和神经血管等重要结构的医源性损伤风险（图14和图15，例4和例5）。

笔者认为，EAM同样可以有效治疗CPA内的其他肿瘤如斜坡脑膜瘤、皮样囊肿、后组脑神经鞘瘤等，因为EAM可以良好地暴露被肿瘤遮挡的重要神经血管结构（图16，例6）。

目前认为"神经内镜手术"（通过可进行手术操作的神经内镜套管在工作通道内伸入器械进行纯内镜操作）是治疗第三脑室胶样囊肿的金标准，"神经内镜手术"还可用于活检取样或小型实质性肿瘤的瘤内减压和囊性病变如脑室腔内的蛛网膜囊肿的内减压。但与其他一些术者的观点不尽相同的是，笔者认为EAM在治疗位于侧脑室和第三脑室内的肿瘤性病变时作用相对有限，大多数此类病变可以通过单纯显微外科技术直接而有效地切除[12,49-53]。

前颅底入路具有足够的空间使内镜通过层层递进的方法得到深入，对于经此入路暴露的第三脑室前下部的病变，非常适合应用内镜辅助显微外科操作观察隐藏在"死角"的解剖结构（图17，例7）。

通过内镜辅助可以有效治疗累及四脑室的肿瘤性病变。实际上，内镜可以探查整个第四脑室腔而不对表面神经血管结构造成任何不经意的损伤，从而避免小脑蚓部切开和（或）小脑扁桃体牵拉。内镜视野有利于手术器械末端的精准控制，对双极电凝快速准确止血也有巨大帮助（**图 18 和图 19，例 8 和例 9**）。

目前，在内镜辅助下治疗幕上和后颅窝内囊性病变更为安全。实际上，在颅内囊肿，如蛛网膜囊肿的显微外科治疗过程中运用内镜辅助可以在手术部位深部更充分地控制器械并减小入路规模（**图 20 和图 21，例 10 和例 11**）。

需要注意的是，尽量将内镜光源照明设置为较低输出强度（不要超过最大功率的20%）。因为在任何情况下显微镜的光线均能帮助深部术野的照明，从而提高内镜的实际光线强度；某些特殊情况下，尤其是使用 0°镜时，只有关闭内镜光源和（或）降低显微镜光线强度才能获得清晰的内镜图像。

例 2　视交叉下方囊性颅咽管瘤

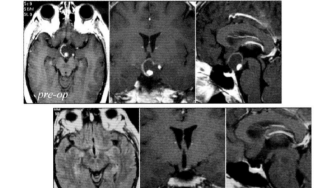

图 12a　视交叉下方病灶的术前及术后 MR 影像显示：此处有两个附壁结节和一个主体突向左侧的囊性结构

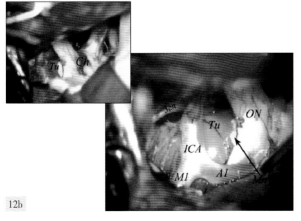

图 12b　左侧翼点入路暴露位于左侧颈内动脉后方并抬升了视交叉的囊性肿瘤。位于最表层的附壁结节介于左侧视神经与视束之间

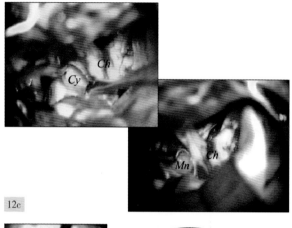

12c

图 12c　运用显微手术技术切除囊性组织和表面附壁结节

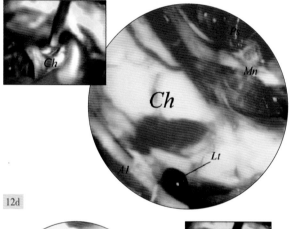

12d

图 12d　将 30° 镜（28162BOA）朝左侧视神经上方推进，可见如同在右侧漏斗处突出的冰山一般，位于最深处的实质性结节

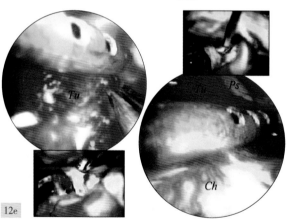

12e

图 12e　将结节从漏斗游离，转移至囊腔内

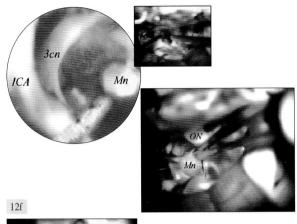

图 12f 将内镜从左侧颈内动脉及左侧视神经之间置入囊腔查看附壁结节，此后便可在不对视神经通路作任何操作的情况下将结节拖出

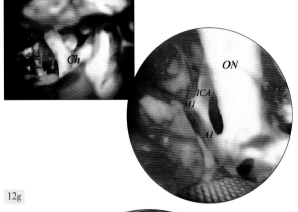

图 12g 最后，利用内镜获取手术野的全景图

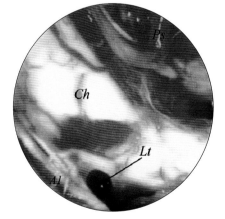

图 12h 将内镜再次置于左侧视神经、视交叉前方，漏斗侧方及垂体柄处查看，内镜下显示右侧漏斗部已无残留肿瘤

缩略词检索（图 12a ~ 图 12h）

3 cn	动眼神经	A1	大脑前动脉交通动脉前段	Ch	视交叉
Cy	囊腔	ICA	颈内动脉	Lt	终板
M1	大脑中动脉近段	Mn	附壁结节	ON	视神经
post-op	手术后	pre-op	手术前	Ps	垂体柄
Tu	肿瘤				

评论（例2）

EAM 可以切除视交叉下肿瘤而仅对视神经通路造成轻微损伤

图 12 视交叉下方囊性颅咽管瘤

例3　小型右侧前床突脑膜瘤

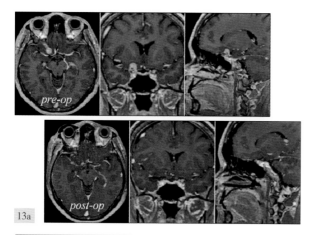

图 13a　术前及术后病灶的 MR 影像

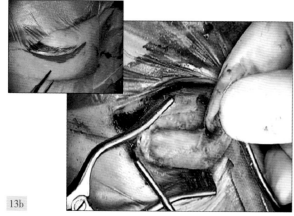

图 13b　右侧经眉眶上入路暴露病灶

例3　小型右侧前床突脑膜瘤

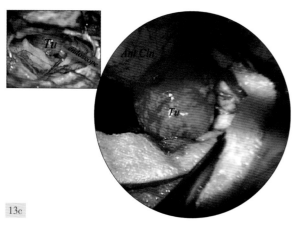

图 13c　抬升额叶后，在 0°镜（28162AUA）直视视角下剥离、暴露肿瘤

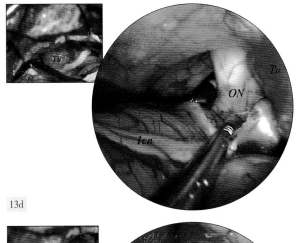

图 13d　内镜下，被内侧病灶遮挡的右侧视神经清晰可见

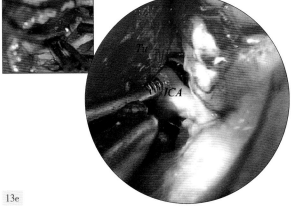

图 13e　被病灶外侧遮挡的右侧颈内动脉分叉处

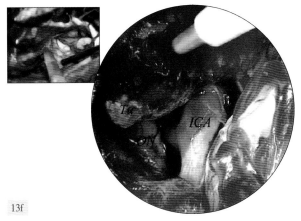

图 13f　在内镜视野下，利用超声吸引装置进行肿瘤切除，使用机械支撑臂（28272RKB，德国 KARL STORZ）固定内镜以实现更好地控制

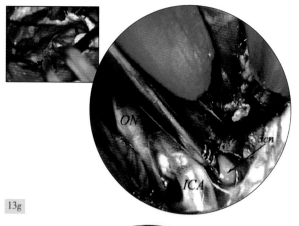

13g

图 13g 切除并电凝肿瘤在硬脑膜处的基底

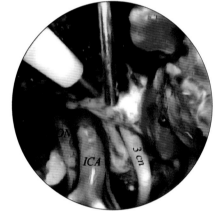

13h

图 13h 内镜下可清楚显露手术器械置入手术部位的深度

缩略词检索（图 13a~图 13h）

1 cn	嗅神经	3 cn	动眼神经	Ant Cln	前床突
ICA	颈内动脉	ON	视神经	post-op	手术后
pre-op	手术前	Tu	肿瘤		

评论（例 3）

EAM 可以通过微侵袭"锁孔"入路完成病灶及其基底切除

图 13 小型右侧前床突脑膜瘤

例 4（图 14a~图 14d）：Ⅱ级右侧听神经瘤（Ⅱ级）

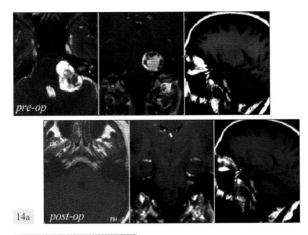

图 14a　术前及术后病灶的 MR 扫描图像

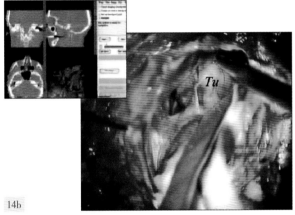

图 14b　患者呈侧卧位，利用导航系统经右侧乙状窦后入路暴露肿瘤

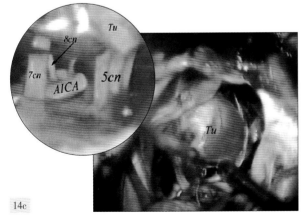

图 14c　分离病灶背侧面后，置入 0°镜（28162AUA，德国 KARL STORZ），镜下可见三叉神经（第 5 脑神经）及Ⅶ~Ⅷ面听神经复合体的最近端部分，AICA 血管襻在肿瘤内侧面层面穿行其中

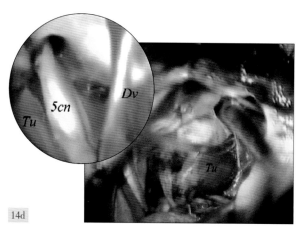

图 14d   随后，将内镜朝肿瘤的上外侧表面推进，查看位于 Dandy 静脉下方的第 V 脑神经主分支远侧部

缩略词检索（图 14a～图 14d）

5 cn	三叉神经	7~8 cns	Ⅶ～Ⅷ面听神经复合体	AICA	小脑前下动脉
Dv	Dandy 静脉	post-op	手术后	pre-op	手术前
Tu	肿瘤				

例 4

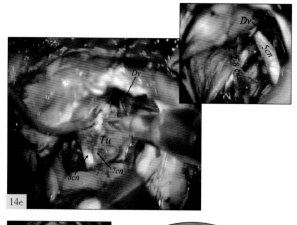

图 14e   在显微镜视野下，利用超声吸引装置切除肿瘤

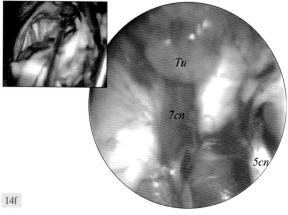

图 14f   切除起源于桥小脑角的大部分肿瘤后，考虑到患者同侧听力已丧失，故切除第Ⅷ脑神经的前庭及耳蜗部分，利用视角向上的 30° 镜（28162BOA）可以查看到位于第Ⅶ脑神经前方，侵入内听道内的小部分肿瘤残留

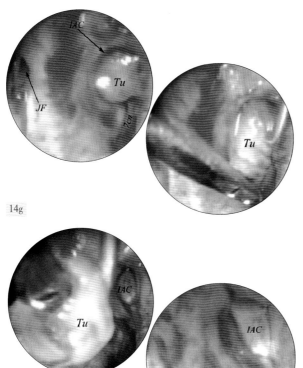

14g

14h

图 14g　将内镜连接至机械支撑系统（28272RKB，德国 KARL STORZ），然后内镜下切除残留肿瘤，无需磨除内听道后唇

缩略词检索（图 14e~图 14h，图 15a~图 15f）

5 cn	三叉神经	7~8 cns	Ⅶ~Ⅷ面听神经复合体	8 cn	听神经
AICA	小脑前下动脉	Dv	Dandy 静脉	IAC	内听道
JF	颈静脉孔	post-op	手术后	pre-op	手术前
Tu	肿瘤	ves n	前庭神经	7 cn	面神经

评论（例 4）

EAM 可以帮助早期辨别脑干附近的第Ⅶ脑神经近端，有利于神经保护并在不磨除任何内听道骨质的前提下全切内听道内肿瘤

图 14　Ⅱ期右侧听神经瘤（Ⅱ级）

例 5　Ⅱ期左侧听神经瘤（Ⅱ级）

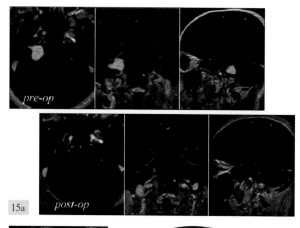

图 15a　术前及术后病灶的 MR 影像

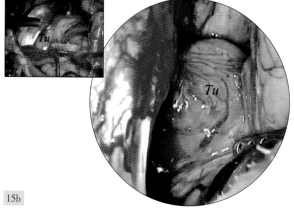

图 15b　患者呈侧卧位，经左侧乙状窦后入路暴露肿瘤。暴露病灶背侧面后，置入 0°镜（28162AUA）进行早期检查

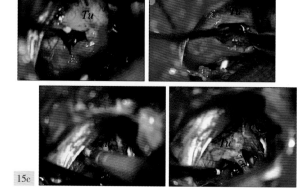

图 15c　打开肿瘤包膜后，在显微镜视野下，利用超声吸引装置切除肿瘤，病灶外侧与 IAC 相邻处有肿瘤残留

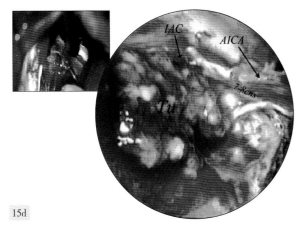

15d

图 15d　利用视角向下的 30°镜（28162BUA）查看残留肿瘤及进入 IAC 的脑神经

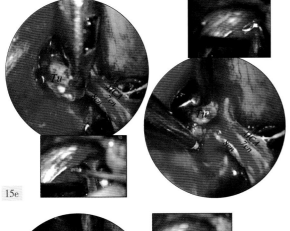

15e

图 15e　将内镜用机械臂固定，以便切除肿瘤时双手直接操控器械（图 15e~图 15g）

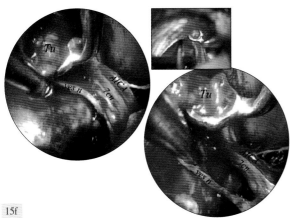

15f

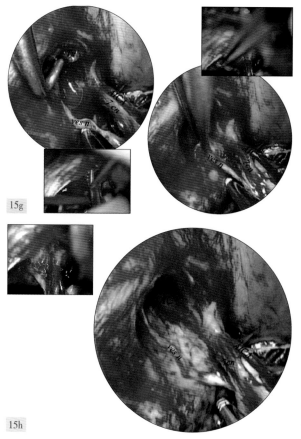

15g

15h

图 15h　手术结束前需进行内镜检查，以确保残留肿瘤的完全清除及下列重要结构的完整保护：迷路动脉、面神经和听神经，两根前庭神经中的一根（只需切除肿瘤起源处的一根即可）

缩略词检索（图 15g～图 15h）

7 cn	面神经	7~8 cns	Ⅶ～Ⅷ面听神经复合体	8 cn	听神经
AICA	小脑前下动脉	IAC	内听道	Tu	肿瘤
ves n	前庭神经				

评论（例 5）

EAM 可以在不磨除任何内听道骨质的前提下全切内听道内的肿瘤，对第Ⅶ～Ⅷ对脑神经影响极小

图 15　Ⅱ期左侧听神经瘤（Ⅱ级）

例6　左侧 CPA 复发皮样囊肿

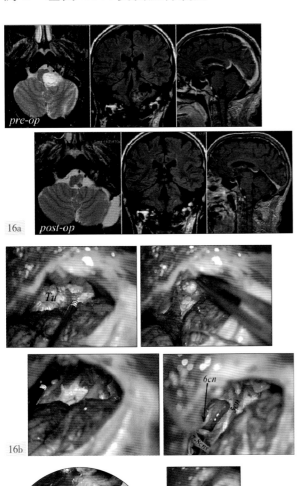

图 16a　术前及术后病灶的 MR 影像

图 16b　利用显微手术技术，切除在此层面上显示为珠光部分的肿瘤后部及外侧部。位于三叉神经起源处表面的肿瘤最内侧部分与脑干粘连，可残留

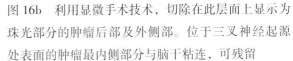

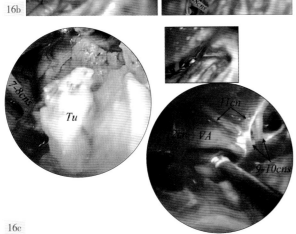

图 16c　利用视角向上的 30° 镜（28162BOA，德国 KARL STORZ）探查手术部位的深部，显示有小的肿瘤残留黏附于 Ⅶ～Ⅷ 面听神经复合体；向下推进内镜，可见椎动脉的颅内分支及下方脑神经

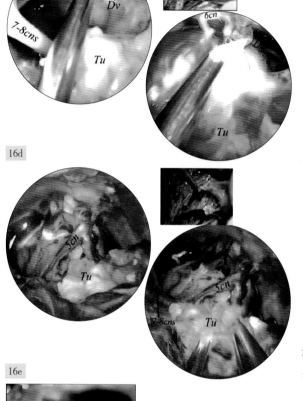

16d

图 16d　利用内镜探查脑干的最内侧及最深处，并查看Ⅶ~Ⅷ面听神经复合体，Dandy 静脉及第Ⅵ脑神经

16e

图 16e　将 30°镜用支撑臂（28272RKB，德国 KARL STORZ）固定，以便在切除肿瘤基质过程中加强对器械的操控

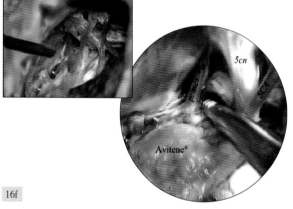

16f

图 16f　最后，无需牵拉小脑半球，实现全切肿瘤，并将包绕脑桥中脑静脉与第Ⅴ脑神经的动脉进行分离；使用局部止血剂（Avitene：Microfibrillar Collagen Hemostat，Davol Inc.，Cranston，USA）进行充分止血

缩略词检索（图 16a~图 16f）

5 cn	三叉神经	6 cn	展神经	7~8 cns	Ⅶ~Ⅷ面听神经复合体
9~10 cns	舌咽、迷走神经	11 cn	副神经	12 cn	舌下神经
Dv	Dandy 静脉	p. mes. v	脑桥中脑静脉	post-op	手术后
pre-op	手术前	SCA	小脑上动脉	Tu	肿瘤
VA	椎动脉				

评论（图 6）

EAM 可以在不造成小脑牵拉并且对重要神经血管结构不造成明显触碰的条件下全切肿瘤

图 16　左侧 CPA 复发皮样囊肿

例 7　下丘脑囊性胶质瘤

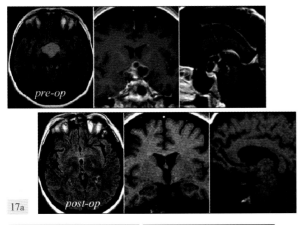

图 17a　术前及术后 MR 影像，显示囊实性不均匀团块

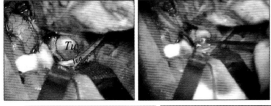

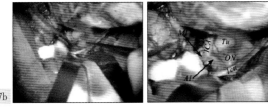

图 17b　选择创伤较大的左侧翼点入路以清楚暴露实质性肿瘤的延伸部分，离断左侧嗅神经以暴露左侧颈内动脉及左侧 A1 段的病灶。侧向突入左侧视神经及视束联合处的囊性组织，可在后续显微手术下切除

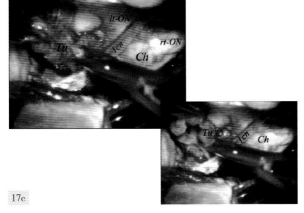

图 17c　利用显微手术技术，将部分肿瘤实质性组织剥离至嗅神经外侧

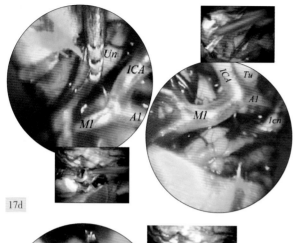

图 17d 用视角向上的 30° 镜（28162BOA，德国 KARL STORZ）实现对颈内动脉虹吸段，左侧大脑中动脉（M1 段）及 A1 段相互关系的显露

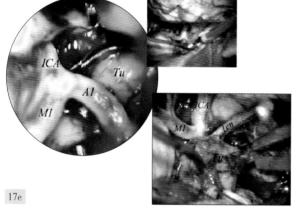

图 17e 内镜清晰地显示，在终板层面有残留肿瘤。利用显微手术技术，将残留部分剥离至嗅神经内侧

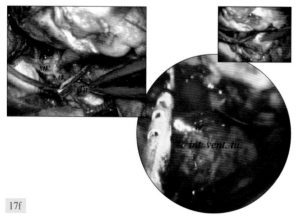

图 17f 对终板行显微手术开窗术后，将位于嗅神经内侧的肿瘤的残留固体部分从第三脑室前部取出

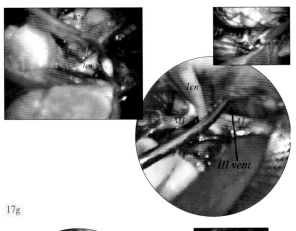

17g

图 17g 利用内镜再次仔细检查手术野

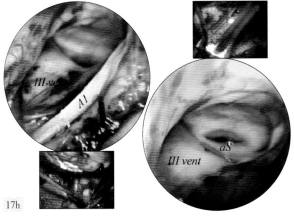

17h

图 17h 手术切除后，利用前向视角的 0°镜（28162 AUA）探查已清除残留肿瘤的第三脑室腔，可见中脑导水管的近端开口

缩略词检索（图 17a~图 17h）

A1	大脑前动脉交通前段	As	中脑导水管	Ch	视交叉
ICA	颈内动脉	int.vent.tu.	脑室内肿瘤部分	lt	左侧
l cn	嗅神经	III vent	第三脑室	M1	大脑中动脉近端
ON	视神经	post-op	手术后	pre-op	手术前
rt	右侧	Tu	肿瘤	Un	钩回

评论（例 7）

通过人工操作内镜检查显微手术操作前后的情况，直到确认病灶完全手术切除

图 17 下丘脑囊性胶质瘤

例 8 四脑室下外侧壁的囊性转移瘤

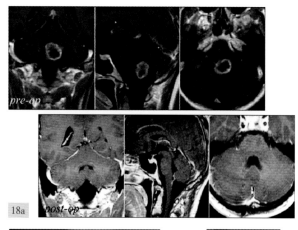

图 18a 术前及术后病灶的 MR 影像

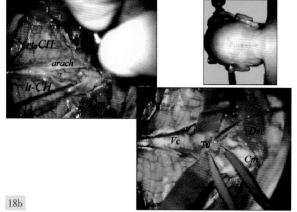

图 18b 患者呈俯卧位，经枕下正中入路暴露肿瘤：打开小脑延髓池处的蛛网膜以暴露小脑扁桃体及延髓背侧上部，此层面上未见肿瘤。切除小脑扁桃体后，可显露起源于 Magendie 孔肿瘤的远端

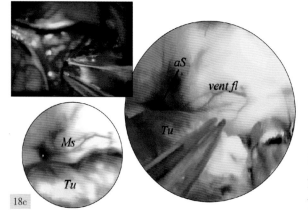

图 18c 利用前向视角的 0°镜（28162AUA）查探脑室腔，显示肿瘤黏附于脑室左侧壁，第四脑室远端顶部未见肿瘤组织黏附。在内镜下进行瘤内减压

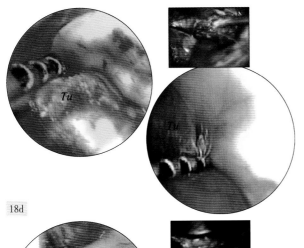

18d

图18d 支撑臂（28272RKB）固定内镜后，继续进行病灶分离，直至病灶完全切除

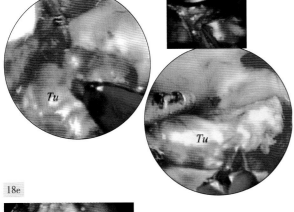

18e

图18e 内镜下可以很清楚地看到深入脑室内的显微手术器械（主要是吸引器和双极电凝）的远端

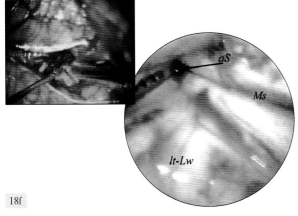

18f

图18f 最后，脑室内显示已无肿瘤残留

缩略词检索（图18a~图18f，图19a~图19f）

arach	蛛网膜	aS	中脑导水管	CH	小脑半球
Cm	枕大池	Ct	小脑扁桃体	Dm	硬膜
It	左侧	Lw	侧壁	Me	正中隆起
Ms	正中沟	PICA	小脑前下动脉	post-op	手术后
pre-op	手术前	rt	右侧	Tu	肿瘤
Vc	小脑蚓部	vent fl	脑室底		

评论（例8）

通过EAM可直接显示并控制第四脑室腔内的显微手术器械，避免为暴露完整的脑室空间和中脑导水管远端开口而做的过多的小脑牵拉和（或）小脑蚓部切开

图18 四脑室下外侧壁的囊性转移瘤

例 9　部分囊变的第四脑室脉络丛乳头状瘤

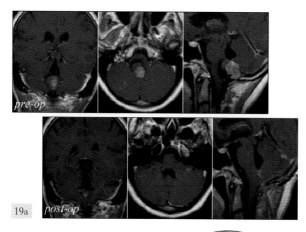

图 19a　术前及术后病灶的 MR 影像

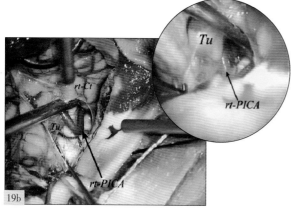

图 19b　患者俯卧位，经枕下正中入路暴露起源于第四脑室中央孔（Magendie）的肿瘤。利用前向视角的 0°镜（28162AUA）清除位于脑室顶部的囊性组织

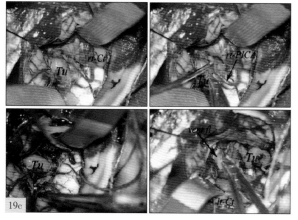

图 19c　牵开扁桃体显露肿瘤下部，逐步将其分离并切除，在第四脑室底下部，对肿瘤附着之基底部暂不处理

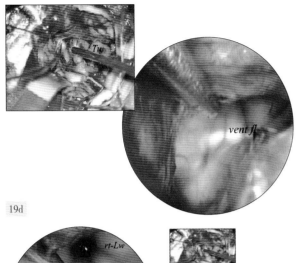

19d

图 19d　开始使用内镜

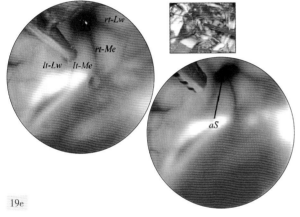

19e

图 19e　内镜用于探查脑室腔及中脑导水管的远端
开口

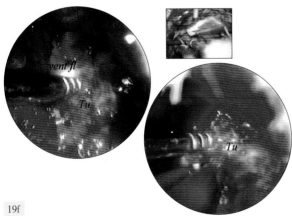

19f

图 19f　支撑臂（28272RKB）固定内镜，控制手术
器械以便术者在切除起源于脑室底远端的肿瘤时，
能够充分掌控手术器械远端

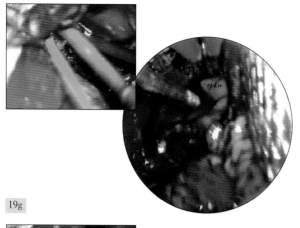

19g

图 19g   在脑室腔顶部利用内镜实现对双极电凝的控制。在此情况下显微镜无法为查看器械远端提供足够的视野

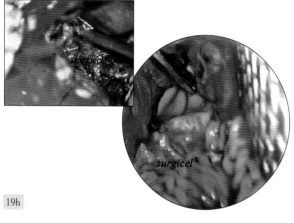

19h

图 19h   最后，在脑室顶放置一层 Surgicel 止血材料（Surgicel®；Fibrillar Absorbable Hemostat. Johnson& Johnson Medical Ltd，uk）。最后，用内镜查看肿瘤是否完全切除

缩略词检索（图 19g ~ 图 19h）

lt	左	rt	右
Lw	侧壁	Tu	肿瘤

评论（例 9）

EAM 可以直接监控第四脑室腔内的显微手术器械，避免为暴露完整的脑室空间和中脑导水管远端开口而做过多的小脑牵拉和（或）小脑蚓部切开

图 19   部分囊变的第四脑室脉络丛乳头状瘤

例 10　鞍区巨大蛛网膜囊肿

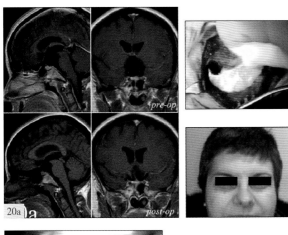

图 20a　术前及术后病灶的 MR 影像，右侧经眉眶上入路

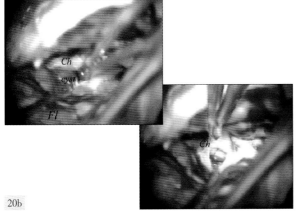

图 20b　牵开额叶后，可见最外层囊壁附着于前置的视交叉：利用显微外科技术将其切除

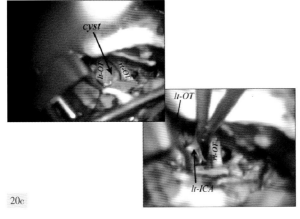

图 20c　内镜下显示，视束被病灶牵开，后部囊壁穿插其间；用显微剪刀切开囊壁

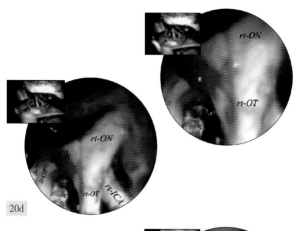

20d

图 20d　人工操纵内镜将正斜视角的 30°镜置于视束之间

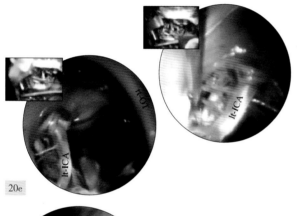

20e

图 20e　于左侧视神经下方，可见发育不全但仍保留部分功能的左侧颈内动脉

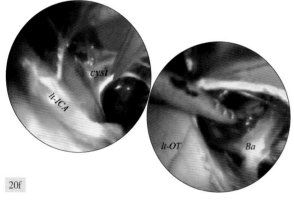

20f

图 20f　将内镜向深部推进（由助手手动控制），打开囊壁的最后方部分，可见基底动脉并将病灶完全开窗

缩略词检索（图 20a ~ 图 20f）

Ba	基底动脉	Ch	视交叉	Fl	额叶
ICA	颈内动脉	lt	左侧	OP	视神经
OT	视束	post-op	手术后	pre-op	手术前
rt	右侧				

评论（例 10）

EAM 可以通过微侵袭"锁孔"入路直接完成复杂病灶的开窗手术

图 20　鞍区巨大蛛网膜囊肿

例 11　后颅窝巨大多腔蛛网膜囊肿（小脑延髓池至 C2 段）

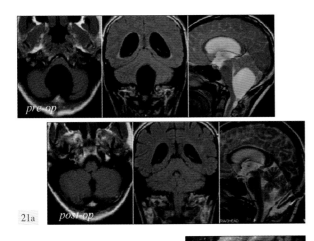

图 21a　术前及术后病灶的 MR 影像

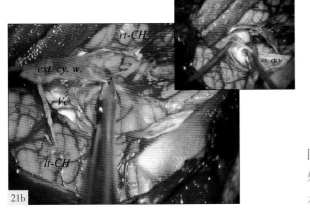

图 21b　经枕下正中入路暴露病灶。多腔体囊肿的最外侧壁覆盖于小脑蚓部下部。首先利用显微手术技术将外侧壁切除

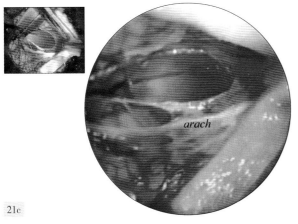

图 21c　利用前向视角的 0°镜（28162AUA）探查囊肿内腔

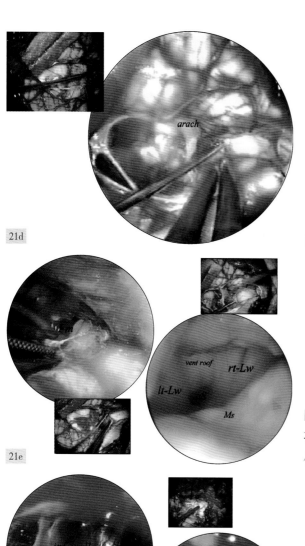

图 21d　蛛网膜内层的剥离过程

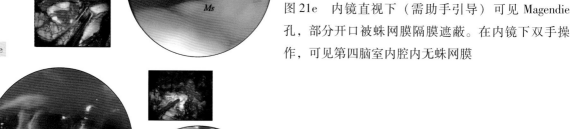

图 21e　内镜直视下（需助手引导）可见 Magendie 孔，部分开口被蛛网膜隔膜遮蔽。在内镜下双手操作，可见第四脑室内腔内无蛛网膜

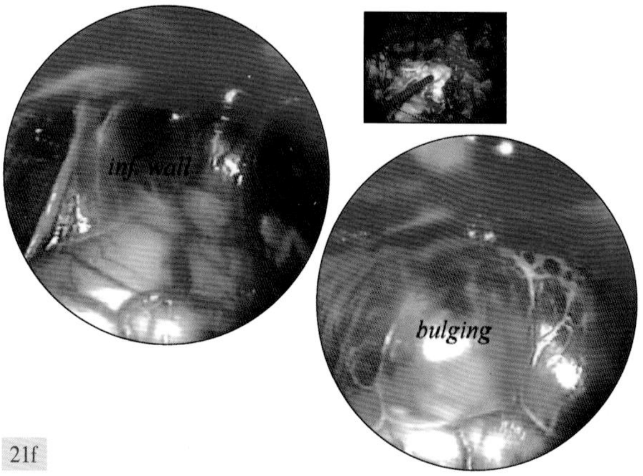

图 21f　然后，将内镜向颈部推进并用机械臂（28272RKB）固定，可见随吸气而同步膨胀的残留囊性分隔

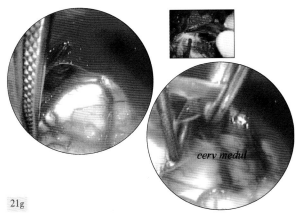

21g

图 21g　直接内镜监控下，清除蛛网膜隔膜

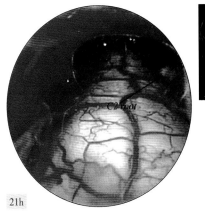

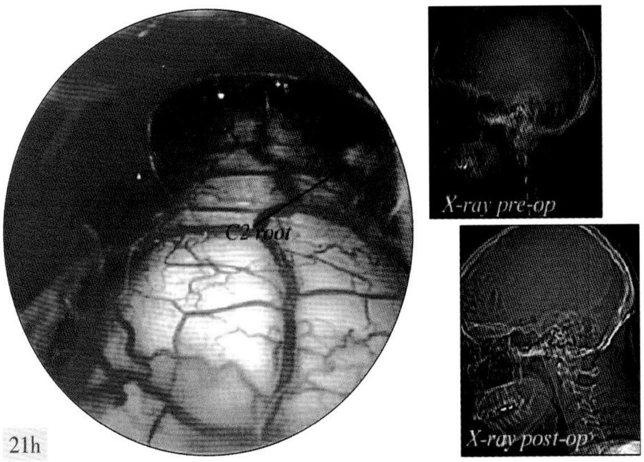

21h

图 21h　最后，完全暴露颈段延髓背侧。术前及术后颅骨及上颈段的侧位 X 线片确定了 C1 后弓的完整性

缩略词检索（图 21a~图 21h）

arach	蛛网膜	As	中脑导水管	cerv medul	颈髓
CH	小脑半球	ex.cy.w.	囊肿外壁	Fm	第四脑室正中孔
inf. wall	囊肿内壁	lt	左侧	Lw	侧壁
Ms	正中沟	rt	右侧	Vc	小脑蚓部
vent roof	第四脑室底	pre-op	手术前	post-op	手术后

评论（例 11）

EAM 可以在有限的入路空间全切病灶。即使多发囊肿累及 C2 水平，也不需要移除 C1 椎弓来暴露和切除病灶

图 21　后颅窝巨大多腔蛛网膜囊肿（小脑延髓池至 C2）

4.2　神经微血管减压

大量文献报道了内镜作为辅助手段应用于后颅窝脑神经病变的微血管减压

术[44,45,56-66]，也有文献报道了纯内镜下进行神经卡压的微血管减压治疗[67-69]。

作者（R. J. G.）利用 EAM 操作共完成了 41 例桥小脑区的神经微血管减压术，包括 25 例三叉神经痛、7 例单侧面肌痉挛、6 例位置性眩晕、2 例舌咽神经痛以及 1 例痉挛性斜颈。所有手术均经乙状窦后入路施行，选用改良 park-bench 体位。多数病例均使用神经导航定位横窦和乙状窦，以确定合适的开颅位置。单侧面肌痉挛的患者术中应用神经电生理监测。23 例使用人工手扶内镜，18 例采用机械固定内镜进行手术。我们对所有病例进行回顾并评估，以明确微血管减压治疗过程中内镜辅助是否起到作用。

笔者认为，在所有的经治病例中，内镜均可起到辅助辨别局部解剖关系的作用，其中 9 例患者在纯显微镜无法取得清晰视野的情况下，使用内镜明确观察到了血管卡压（3 例发现了卡压的责任血管，6 例发现了在多发卡压情况下有多根责任血管）。综上所述，所有经治病例通过 EAM 可以更清楚地观察术野中的神经血管结构，使术者能够以最小的小脑牵拉，达到治疗效果。并减少局部暴露次数，从而在更小的损伤下获得了更显著的治疗效果（所有病例均采用无牵拉技术，随着经验积累，乙状窦后开颅的直径可逐渐缩小至 2~2.5cm）（图 22 和图 23，例 12 和例 13）。内镜手术中相关的脑神经和其他重要桥小脑角血管神经结构的机械和热损伤风险已有相关报道[69-70]。事实上，内镜在伸入手术野后只能提供顶端视野而不能看清侧方及背侧结构，这样会导致附近结构面临直接接触损伤的风险；当运用纯内镜微血管减压技术时，上述情况确实可能发生。但若在显微镜引导下伸入内镜，则可避免此类损伤；同时，机械支撑架可精确无创地固定内镜。此外，桥小脑角微血管减压操作时，内镜光源的照明强度设置为低于其他深部解剖部位侵袭性和囊性病灶 EAM 操作时的强度水平，可避免热损伤。

例 12 左侧三叉神经痛（血管卡压）

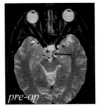
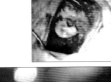
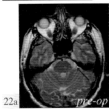
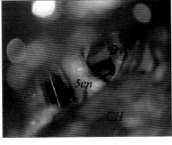

图 22a　术前病灶 MR 影像显示：左侧永存三叉动脉（红色箭头）在左侧第 V 脑神经（蓝色箭头）层面有神经血管卡压；通过左侧乙状窦后入路小骨窗开颅到达病灶

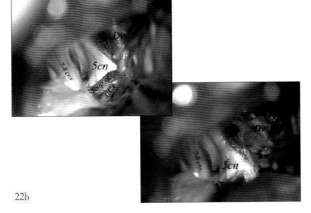

图 22b　显微手术技术暴露三叉神经，游离至脑干起源端；Dandy 静脉遮挡了神经近端的清晰视野，取而代之的是一段紧紧黏附于其前内侧部的动脉分支

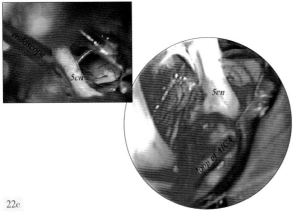

图 22c　继续分离，然后人工操纵 0° 内镜探查手术区域，可见 AICA 环是卡压三叉神经背侧出口区域的责任血管

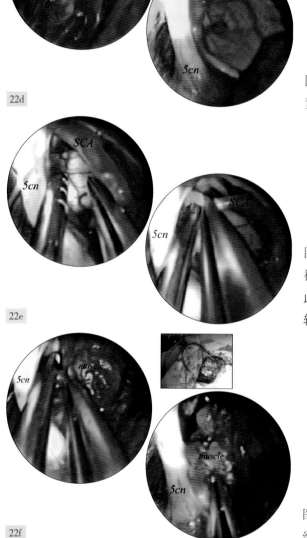

22d

图 22d　内镜下可确定位于腹侧卡压该神经的第二根责任血管：它是从上方出现的 SCA 血管的主分支

22e

图 22e　机械臂固定内镜，将图 22d 中显示的动脉从神经处游离，此过程有一些困难，因为需切除一支此动脉发出的从前至后穿过第 V 脑神经起源部位的较细分支

22f

图 22f　通过衬垫一小块肌肉，将动脉分支与三叉神经的结合带分离。在手术结束时放回骨瓣

缩略词检索（图 22a～图 22f）

5 cn	三叉神经	7～8 cns	Ⅶ～Ⅷ面听神经复合体	AICA	小脑前下动脉
CH	小脑半球	Dv	Dandy 静脉	pre-op	手术前
SCA	小脑上动脉				

评论（例 12）

EAM 可以对多发血管神经卡压进行精确定位并可在不造成任何小脑牵拉损伤的前提下进行微血管减压外科操作

图 22　左侧三叉神经痛（血管卡压）

例 13　左侧面肌痉挛（血管卡压）

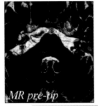
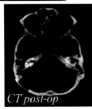
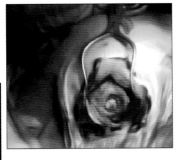

图 23a　病患半侧面肌痉挛、失功能位置性眩晕，并伴有轻度同侧神经-感觉性听觉障碍，术前病灶 MR 影像显示：在Ⅶ~Ⅷ面听神经复合体层面呈现左侧神经血管卡压。经左侧小骨窗乙状窦后入路到达病灶，如术后 CT 所示，手术结束时行钛板修补

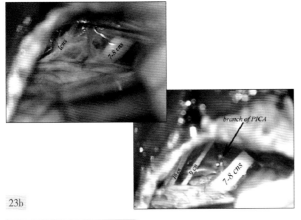

图 23b　由于已确定 PICA 的上升段为责任动脉，因此显微手术从下方开始。为暴露Ⅶ~Ⅷ面听神经复合体及下方脑神经，有必要分离的脉络丛粘连

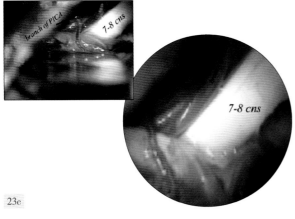

图 23c　显微镜下暴露第Ⅶ脑神经结合带需要额外的小脑牵拉。之后，插入一根向上视角的 30° 镜（28162 BOA）探查该区域

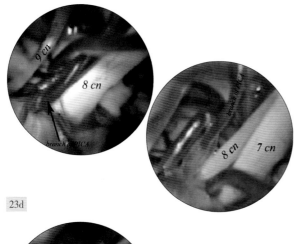

图 23d　内镜固定至合适位置后，将责任血管与第Ⅶ~Ⅷ脑神经隔离：最初，位于第Ⅶ~Ⅷ脑神经之间的迷路动脉的具体位置不甚清晰

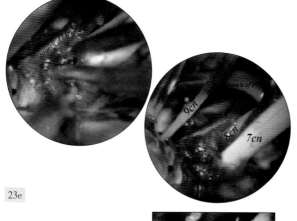

图 23e　内镜下确认，迷路动脉已与导致卡压的 PICA 段分离。在责任血管和Ⅶ~Ⅷ面听神经复合体之前衬垫一小片肌肉组织，完成修复过程

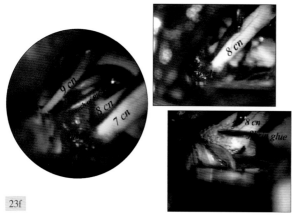

图 23f　手术过程中，后组脑神经清晰可辨。用内镜对神经血管减压结果做最终检视。最后在显微镜控制下施加纤维蛋白凝胶

缩略词检索（图 23a ~ 图 23f）

7 cn	面神经	7~8 cns	Ⅶ~Ⅷ面听神经复合体	8 cn	听神经
9 cn	舌咽神经	10 cn	迷走神经	labA	迷路动脉
lcns	后组脑神经	PICA	小脑后下动脉	post-op	手术后
pre-op	手术前				

评论（例 13）

EAM 解除神经血管卡压，而避免显微镜操作下过多的小脑牵拉

图 23　左侧面肌痉挛（血管卡压）

例 14 右侧面肌痉挛（血管卡压）

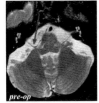
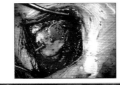
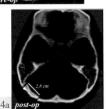
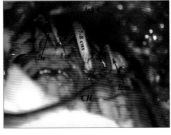

图 24a 术前 MR 影像显示，右侧面肌痉挛病患的 Ⅶ～Ⅷ面听神经复合体与右侧小脑前下动脉形成右侧神经血管卡压。经小骨窗左侧乙状窦后入路到达病灶（术后 CT 扫描显示骨孔大小为 2.8cm）。硬脑膜切开后，可见清晰暴露的右侧桥小脑角

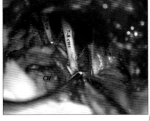
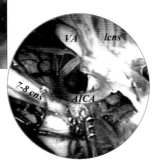

图 24b 左上图提示显微镜下暴露第Ⅶ脑神经的入髓区需要额外的牵拉小脑。此后，人工操纵前向视角 0°镜（28162AUA），可清晰查看到责任血管及小脑前下动脉

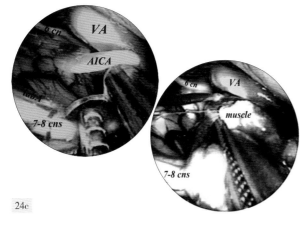

图 24c 将内镜固定于合适位置并将血管与神经进行分离。在动脉分支和神经根入髓区之间衬垫一小片肌肉组织进行分离

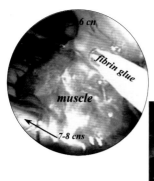

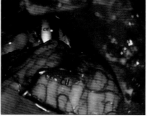

图 24d　此后，在显微镜下滴注纤维蛋白凝胶。显微镜显示没有对小脑半球的过度牵拉

缩略词检索（图 24a ~ 图 24d）

5 cn	三叉神经	6 cn	展神经	7~8 cns	Ⅶ~Ⅷ面听神经复合体
AICA	小脑前下动脉	CH	小脑半球	Dv	Dandy 静脉
labA	迷路动脉	lcns	后组脑神经	post-op	手术后
pre-op	手术前	VA	椎动脉		

评论（例 14）

EAM 可以在不过多牵拉小脑的情况下，利用最小的创口确认责任动脉并解决问题

图 24　右侧面肌痉挛（血管卡压）

4.3　颅内动脉瘤

尽管相关文献报道较少，笔者仍认为 EAM 在手术治疗颅内动脉瘤中的优势显而易见[71-81]。笔者共对 158 例患者，共计 176 例动脉瘤实施了 166 次 EAM 手术。其中 141 例为前循环动脉瘤，25 例为后循环动脉瘤。

早期的 108 例手术为 1997 年 4 月至 2004 年 6 月期间手术治疗的各种部位的动脉瘤，用以累积 EAM 在此类病变中的相关经验，从而评估其疗效。这些病例的回顾性研究结果提示 EAM 的效果几乎不受患者术前临床状况（Hunt-Hess 分级）、手术时机、蛛网膜下隙出血情况（Fisher 分级）以及是否有脑积水的影响。影响动脉瘤内镜辅助显微外科治疗的最重要的因素是动脉瘤的部位和大小。对于位于术野浅表的动脉瘤

（基底位于动脉前方的，如颈眼动脉瘤、大脑中动脉以及小脑后下动脉的动脉瘤）和必须由颅底入路治疗的动脉瘤（椎基联合、基底动脉中段），内镜辅助技术并无显著优势。相反，内镜提供的辅助视频影像对治疗深部动脉伴行分支动脉的动脉瘤则具有十分明显的帮助，其可以避免具有风险的显微外科操作，通过开放蛛网膜池为内镜提供伸入及导引空间。通过内镜辅助技术可有效治疗位于颈内动脉后方的病灶（后交通和脉络膜前动脉瘤）、颈内动脉分叉部动脉瘤、前交通-大脑前动脉复合动脉瘤以及基底动脉远端动脉瘤等。动脉瘤大小对 EAM 使用的影响相对较小。总体而言，大型动脉瘤和巨大动脉瘤较同样部位的小型动脉瘤而言，其从 EAM 的使用中获益相对较少。一方面是因为病灶的占位效应大，会影响内镜的伸入及固定；另一方面是由于暴露这些病灶需要的空间（或经颅底入路）较大。经验累积后，从 2004 年 7 月至 2009 年 4 月，我们仅对筛选后的 58 例动脉瘤应用了内镜辅助显微神经手术治疗。

为了达到满意的治疗效果，颅内动脉瘤的治疗相比其他任何疾病必须更严格地遵循 EAM 的治疗及操作原则。首先，最重要的是必须进行内镜初步观察；其次，只有在内镜通过机械臂牢固固定于手术野并处于不干扰显微外科器械的前提下才能进行手术操作。通常动脉瘤夹的放置需要在直接内镜视野下进行，以避免对穿支动脉及隐藏在深部、显微镜视野下无法清晰识别的其他神经血管结构造成医源性损伤。纯内镜下操作时，尤其是治疗有明显动脉硬化的病例时，应当注意避免对供血血管及任何周围动脉造成物理损伤（触碰、扭曲或牵拉）。治疗出血后急性期动脉瘤时，应用内镜可以减少对游离瘤体及载瘤动脉的接触操作，从而最大限度地减小动脉瘤术中破裂的风险。蛛网膜下隙的血液并不会对内镜的使用造成影响，因为无论何种病例，只有在早期显微手术阶段进行蛛网膜池冲洗及蛛网膜分离后，才能获得充分的视野和空间。微侵袭"锁孔"入路是内镜作为辅助光学设备的应用的必要基础，内镜可以帮助外科医生通过多角度观察动脉瘤，在可视的条件下控制瘤颈。此外，在动脉瘤 EAM 操作期间，应当在显微视野下精细操作引导内镜至术野，使用机械支撑臂以及预调内镜光线强度以避免对重要病灶周围神经血管结构造成机械损伤和热损伤（**图 25~图 30，例 15~例 20**）。

例 15　右侧 ICA 动脉瘤（后交通动脉起始处）

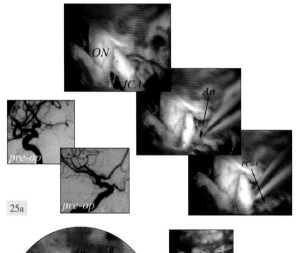

图 25a　术前血管造影显示：ICA 虹吸段一个小动脉瘤。出血 15 天后通过右侧翼点入路对这个直径 3mm 的小动脉瘤进行手术，术中显微镜下无法看清其瘤颈与后交通动脉之间的关系

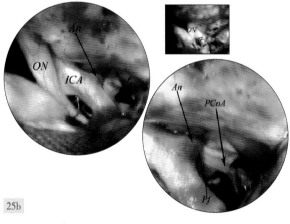

图 25b　在前向视角的 0° 镜（28162AUA）下可见：PCoA 连同一小型穿支动脉，从 ICA 的后壁上，动脉瘤瘤颈处发出

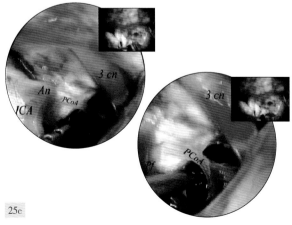

图 25c　发育不良的 PCoA 行程上，包绕着数根穿支动脉

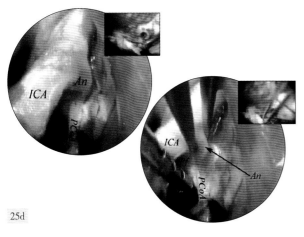

图 25d　利用机械支撑臂（28272RKB）将内镜固定。在不影响穿支动脉和 PCoA 的通畅性的前提下，利用镊子分离动脉瘤颈

25d

缩略词检索（图 25a ~ 图 25d）

3 cn	动眼神经	An	动脉瘤	ICA	颈内动脉
ON	视神经	PCoA	后交通动脉	Pf	穿支动脉
pre-op	手术前				

例 15　右侧 ICA 动脉瘤（后交通动脉起始处）

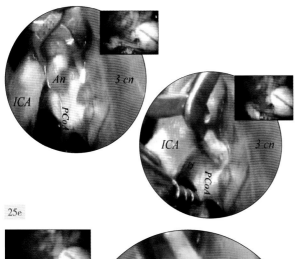

25e

25e　在内镜视野下将动脉瘤夹闭，并保全病灶周围的血管结构

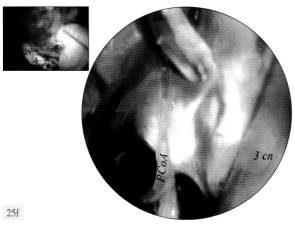

25f

25f　此例中，内镜及显微镜下的视野对比显示：内镜具有观察和控制瘤颈的明显优势

缩略词检索（图 25e~图 25f）

3 cn	动眼神经	An	动脉瘤	ICA	颈内动脉
ON	视神经	PCoA	后交通动脉	Pf	穿支动脉

评论（例 15）

EAM 可在不牺牲小穿支动脉完整性，并且保留发育不良但仍具功能的后交通动脉的条件下完成动脉瘤的夹闭，避免对载瘤 ICA 进行过多的游离和操作

图 25　与后交通动脉分叉处的动脉瘤

例 16　右侧 ICA 动脉瘤（脉络膜前动脉起始处）

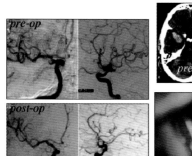
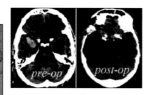

图 26a　术前及术后血管造影及 CT 扫描图像（非增强）显示：一枚在脉络膜前动脉层面的，位于右侧颈内动脉虹吸段的动脉瘤，破裂出血导致出现颞叶实质小血肿，该翼点入路早期手术发现，该动脉瘤嵌入颞叶实质中

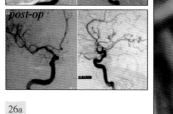
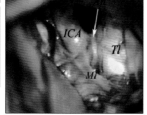
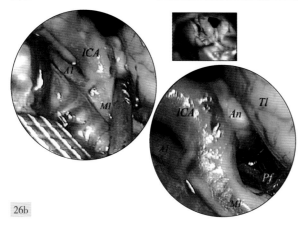

图 26b　利用 0°镜（28162AUA）进行操作，在内镜下，无需游离 ICA 和载瘤动脉即清晰可见病灶周围的众多穿支动脉

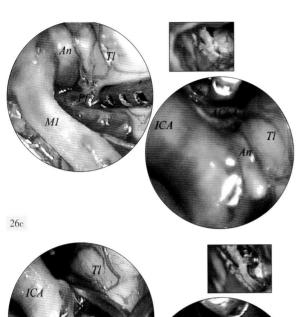

26c

图 26c　在动脉瘤颈的上部和下部均可见功能性穿支动脉

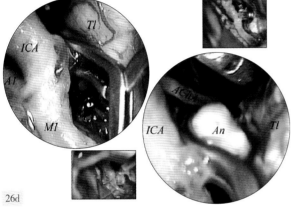

26d

图 26d　将内镜用机械支撑臂（28272RKB）固定后，直接内镜观察下用 S 型夹将动脉瘤夹闭

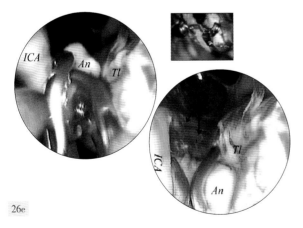

26e

图 26e　第二个夹子以串联方式置于第一个之上，将动脉瘤颈彻底夹闭，同时保证了起源自动脉瘤颈部，并在起始部立即发出两个不同分支的脉络膜前动脉的完整性

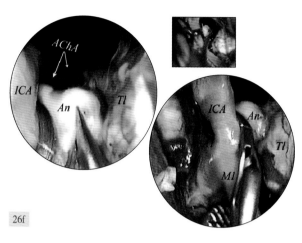

图 26f 动脉瘤最终夹闭后，显微剪剪开瘤壁，将病灶从颞叶实质中游离出并切除

缩略词检索（图 26a~图 26f）

A1	大脑前动脉交通前段	AChA	脉络膜前动脉	An	动脉瘤
ICA	颈内动脉	M1	大脑中动脉近段	Pf	穿支动脉
post-op	手术后	pre-op	手术前	Tl	颞叶

评论（例 16）

EAM 可在急性期进行手术治疗，安全夹闭病灶，而不需游离载瘤血管和病灶。运用该项技术，可在不牺牲脉络膜前动脉和其他病灶附近重要穿支动脉的同时降低动脉瘤术中破裂的风险

图 26 右侧 ICA 动脉瘤（脉络膜前动脉起始处）

例 17 左前循环多发动脉瘤

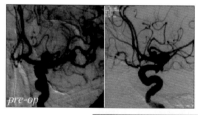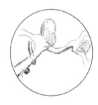

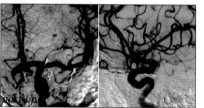

图 27a 术前及术后血管造影图像及示意图显示：左侧 MCA 动脉瘤，左 ICA 分叉处动脉瘤，在 ICA 后壁上有两个小动脉瘤，位于 PCoA 和 AChA。在急性期（出血后 5 小时内）经左侧翼点入路暴露病灶；ICA 分叉部动脉瘤是责任病灶；术后血管造影确认了起源于 ICA 分叉处主要的穿支动脉发育不良的 PCoA 和 AChA 的通畅

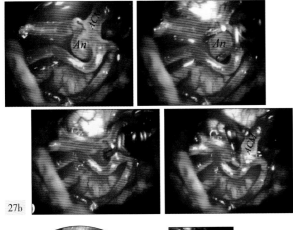

27b

图 27b　运用显微手术技术夹闭 MCA 动脉瘤

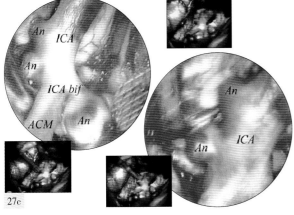

27c

图 27c　利用 30°镜（28162BOA）探查左侧 ICA，内镜下病灶影像较显微镜下更加清晰

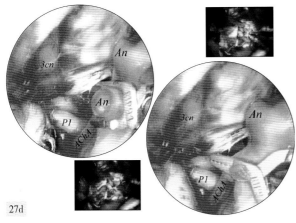

27d

图 27d　将内镜用机械支撑臂（28272RKB）固定于不影响显微手术操作的合适位置

缩略词检索（图 27a～图 27d）

3 cn	动眼神经	AChA	脉络膜前动脉	MCA	大脑中动脉
An	动脉瘤	ICA bif	颈内动脉分叉部	ICA	颈内动脉
P1	大脑后动脉 P1 段	post-op	手术后	pre-op	手术前

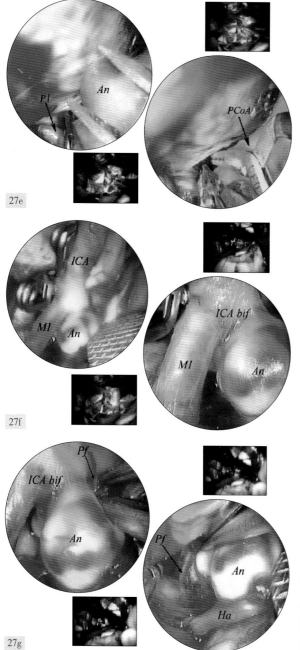

27e

图 27e　在内镜下，将 AChA 和 PCoA 的小动脉瘤夹闭

27f

图 27f　之后，改变内镜位置以查看位于 ICA 分叉部的动脉瘤

27g

图 27g　再次用机械支撑臂（28272RKB）将内镜固定于合适位置，从而可在最小程度游离动脉瘤囊和载瘤血管的情况下，安全查探到位于瘤壁的内侧和外侧的穿支动脉（在显微镜视野下不可见），及完全贴附于动脉瘤囊之上的一段较大分支（可能是左侧 Heubner 回返动脉）

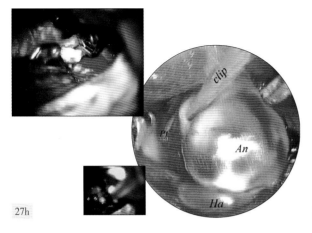

图 27h　直接在内镜下将动脉瘤夹闭

缩略词检索（图27e~图27h）

ACoA	前交通动脉	An	动脉瘤	Ha	Heubner 动脉
ICA bif	颈内动脉分叉部	ICA	颈内动脉	M1	大脑中动脉近段
PCoA	后交通动脉	Pf	穿支动脉	P1	大脑后动脉交通前段

评论（例17）

EAM 可以在最低限度游离左侧 ICA 的情况下对动脉瘤进行安全夹闭，保留穿支动脉。而在 MCA 动脉瘤的手术过程中却无需使用 EAM，因为表浅病灶不需要利用这一技术来保证治疗安全

图 27　左前循环多发动脉瘤

例 18　前循环多发动脉瘤

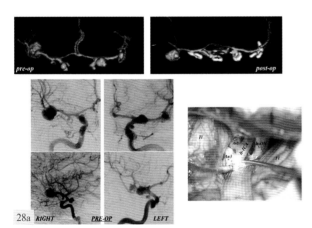

图 28a　术前及术后血管 CT 3D 重建图像，及术前血管造影显示，病患在前循环上有 6 个未破裂动脉瘤：一个位于左侧大脑中动脉分叉部，两个位于左侧颈内动脉的后外侧壁（位于后交通动脉附近和脉络膜前动脉附近），还有一个在于右侧颈内动脉后壁后交通动脉上的动脉瘤，以及一个位于右侧大脑中动脉近端的动脉瘤，和一个位于右侧大脑中动脉分叉部的动脉瘤。经左侧标准翼点入路治疗 5 个动脉瘤（位于右侧大脑中动脉分叉部的动脉瘤在此次手术 8 个月后，经右侧翼点入路夹闭，因此并未在此例中列出）

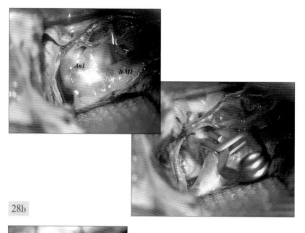

28b

图 28b　打开大脑侧裂后，运用显微手术技术夹闭左侧大脑中动脉动脉瘤

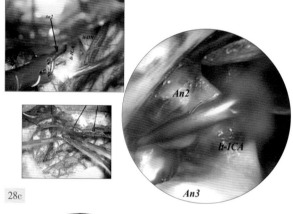

28c

图 28c　之后，在显微镜视野下，在左侧 ICA/PComA 动脉瘤处放置动脉瘤夹。利用 0° 镜（28162AUA）观察动脉瘤夹位置。内镜视野下可清晰看到一小部分瘤颈并未被夹闭

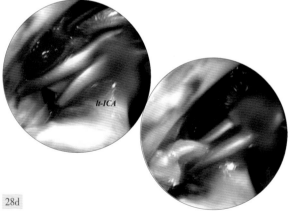

28d

图 28d　将内镜用机械支撑臂（28272RKB）固定，在内镜下重新调整夹子的位置，以确保完全夹闭。动脉瘤瘤颈

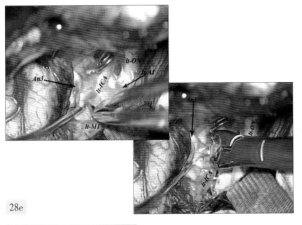

28e

图 28e 运用显微手术技术夹闭左侧 ICA/AChA 动脉瘤

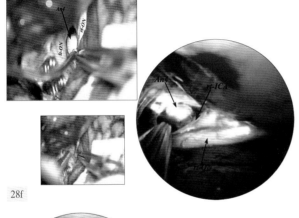

28f

图 28f 朝对侧继续分离。通过第一间隙可观察到右侧 ICA/PComA 动脉瘤。为避免对视神经的额外操作及牵拉，利用 0°镜（28162AUA）探查此区域

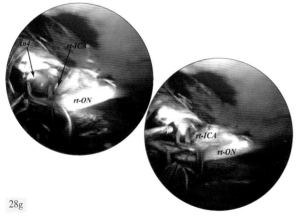

28g

图 28g 将内镜用机械支撑臂（28272RKB）固定，在右侧视神经下方夹闭动脉瘤，从而将对神经和颈内动脉的损伤降到最小

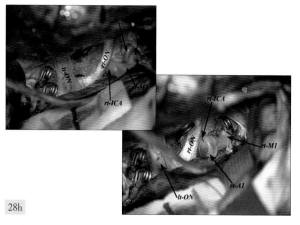

28h

图 28h　直接显微镜视野下夹闭右大脑中动脉近端的
动脉瘤

缩略词检索（图 28a～图 28h）

A1	大脑前动脉交通前段	An1	左侧大脑中动脉分叉部动脉瘤	An2	左侧颈内动脉动脉瘤，后交通动脉层面
An3	左侧颈内动脉动脉瘤，脉络膜前动脉层面	An4	右侧颈内动脉动脉瘤，后交通动脉层面	An5	右大脑中动脉近端动脉瘤
Fl	额叶	art	颞支，由右侧大脑中动脉近段发出	ICA	颈内动脉
lt	左侧	M1	大脑中动脉近段	ON	视神经
post-op	手术后	pre-op	手术前	rt	右侧
Tl	颞叶				

评论（例 18）

EAM 可以安全夹闭前循环多发动脉瘤；如前所述，在一些特殊位置，如颈内动脉后壁，内镜辅助能发挥很大作用

图 28　前循环多发动脉瘤

例 19　右侧前交通动脉瘤栓塞后复发

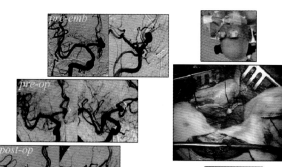
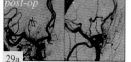

图 29a　一个起源于右侧大脑前动脉交通前段（A1）的动脉瘤进行术前及术后血管造影显示：患者已接受两次栓塞（第一次在术前 9 个月，发生蛛网膜下出血后；第二次是在手术前 4 个月）但动脉瘤继续增大；本次手术采用经眶上眉弓锁孔入路

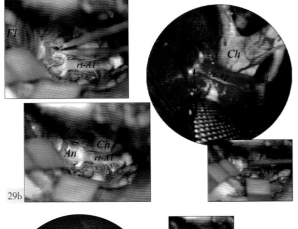

图 29b　牵开额叶后，暴露右侧 ICA，其分叉部可见动脉粥样硬化改变。游离右侧 ACoA，以暴露嵌入至额叶实质深部，被右侧及左侧 A2 段围绕的动脉瘤；利用 0°内镜（28162AUA）探查相关区域

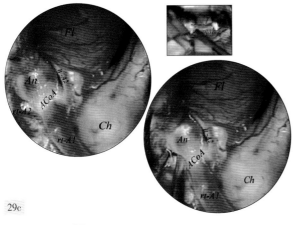

图 29c　将内镜用机械支撑臂（28272RKB）固定，在内镜控制下，将右侧 A2 段从动脉瘤瘤颈的内缘游离

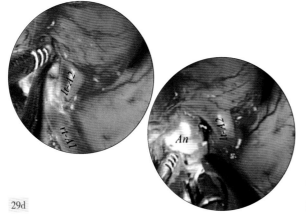

图 29d　同样，从动脉瘤体的底部外侧缘分离，由右侧 A1 直接发出左侧 A2 段，然后在内镜下置入动脉瘤夹

缩略词检索 （图 29a～图 29d）

A1	大脑前动脉交通前段	A2	大脑前动脉交通后段	ACoA	前交通动脉
An	动脉瘤	Ch	视交叉	Fl	额叶
ICA bif	颈内动脉分叉部	ICA	颈内动脉	lt	左侧
M1	大脑中动脉近段	post-op	手术后	pre-emb	栓塞前
pre-op	手术前	rt	右侧		

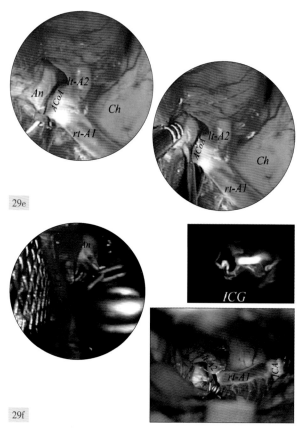

图 29e　在最终夹闭后，用显微剪剪开动脉瘤体以确保完全夹闭

图 29f　最终内镜检查确认动脉瘤完全夹闭，此外，还利用术中 ICG 造影再次进行确认

缩略词检索（图 29e ~ 图 29f）

A1	大脑前动脉交通前段	A2	大脑前动脉交通后段	ACoA	前交通动脉
An	动脉瘤	Ch	视交叉	ICA bif	颈内动脉分叉部
lt	左侧	rt	右侧		

评论（例 19）

EAM 可以经微创"锁孔"入路将病灶安全夹闭

图 29　右侧前交通动脉瘤栓塞后复发

例 20　基底动脉（左侧 PCA-SCA 结合处）动脉瘤

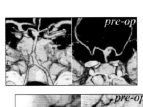
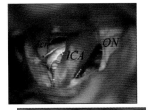
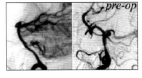
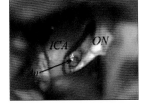

图 30a　病灶术前血管 CT 和血管造影图像，经左侧翼点入路（患者曾在 1 年前，因右侧 ICA 分叉部动脉瘤做过手术，之后由于远端基底动脉动脉瘤出血从左侧手术）

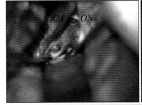
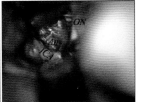
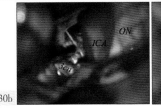
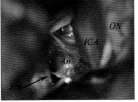

图 30b　在显微镜下暴露位于第二间隙，及 ICA 和动眼神经之间的动脉瘤：由于操作空间狭窄，暴露病变部位会使得 ICA 向内侧和外侧方向牵拉

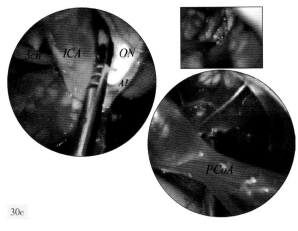

图 30c　利用向上视角的 30° 内镜（28162BOA）探查解剖情况：在内镜下，用显微吸引器将动脉瘤从 PCoA 后方游离

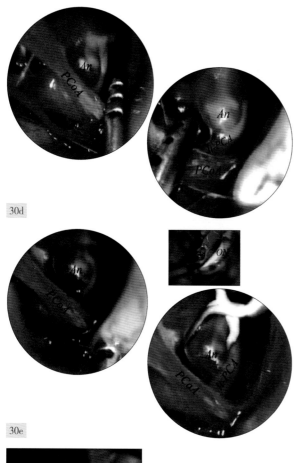

30d

图 30d　从 PCoA 下方及前方伸入吸引器，暴露动脉瘤体及其周围血管结构

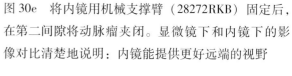

30e

图 30e　将内镜用机械支撑臂（28272RKB）固定后，在第二间隙将动脉瘤夹闭。显微镜下和内镜下的影像对比清楚地说明：内镜能提供更好远端的视野

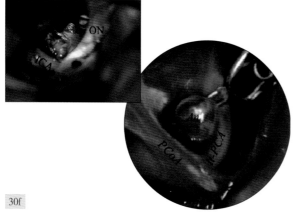

30f

图 30f　最后用内镜确定在显微镜下不甚清晰的左侧 PCA 已经通畅

缩略词检索（图 30a～图 30f）

3 cn	动眼神经	A1	大脑前动脉交通前段	An	动脉瘤
ICA	颈内动脉	lt	左	ON	视神经
PCA	大脑后动脉	PCoA	后交通动脉	pre-op	手术前

评论（例 20）

EAM 可以在较少触碰病灶周围血管结构的同时安全夹闭动脉瘤

图 30　基底动脉动脉瘤（左侧 PCA-SCA 结合处）

例 21　左侧 PCA-SCA 巨大血栓性动脉瘤

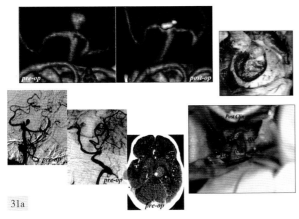

图 31a　对一个巨大，血栓性且未破裂的左侧 PCA-SCA 动脉瘤的术前血管 CT 三维重建、术前血管造影和术后血管 CT 三维重建，手术采用左侧经眶-翼点入路

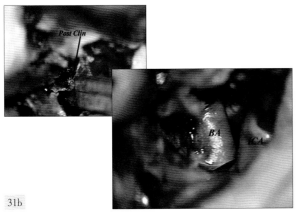

图 31b　直至切除后床突后，才能清楚看到基底动脉尖

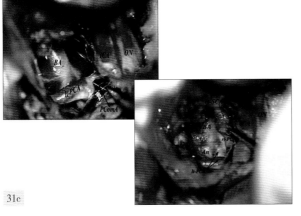

图 31c　利用颈内动脉外侧通道到达基底动脉，然而由于患者异常发达的大脑后动脉，伴随相应较短的后交通动脉，必须对血管本身及颈内动脉做一定的操作及牵拉，才能够看到位于左侧大脑上动脉及大脑后动脉之间动脉瘤瘤颈

缩略词检索（图 31a~图 31c）

An	动脉瘤	ICA	颈内动脉	BA	基底动脉
lt	左侧	ON	视神经	PCA	大脑后动脉
PComA	后交通动脉	Post Clin	后床突	post-op	手术后
pre-op	手术前	rt	右侧	SCA	小脑上动脉

例 21 左侧 PCA-SCA 巨大血栓性动脉瘤

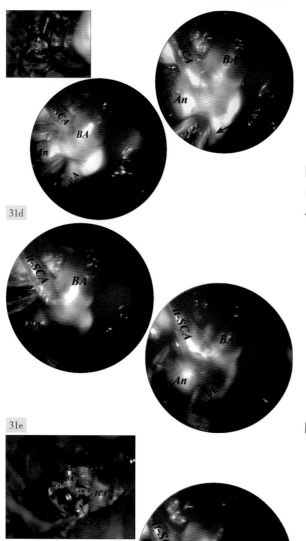

图 31d 置入 0°镜 (28162AUA) 并用机械支撑臂 (28272RKB) 固定,查看动脉瘤瘤颈及穿支动脉情况

图 31e 如有可能,下一步在内镜下直接夹闭动脉瘤

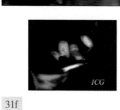

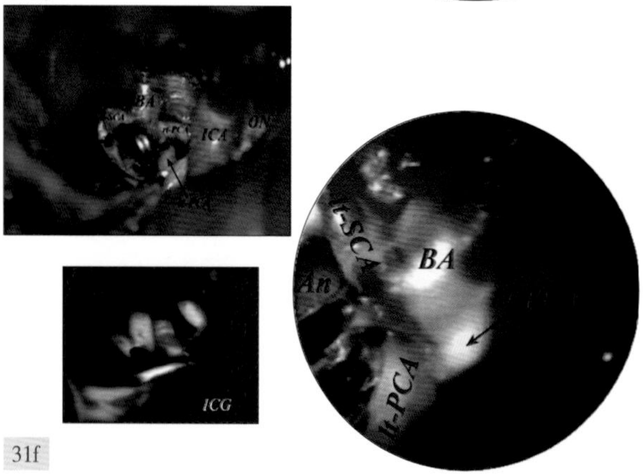

图 31f 操作内镜观察动脉瘤体的夹闭情况和周围血管结构是否通畅,最后,利用术中吲哚菁绿荧光造影再次证实

缩略词检索 (图 31d~图 31f)

An	动脉瘤	ICA	颈内动脉	BA	基底动脉
ICG	术中吲哚菁绿荧光造影	lt	左侧	M1	大脑中动脉近段
ON	视神经	PCA	大脑后动脉	Perf	穿支动脉
rt	右侧	SCA	小脑上动脉		

评论 (例 21)

EAM 可以在不过度牵拉病灶周围血管结构,避免切除 PComA 的基础上,将病灶安全夹闭

图 31 左侧 PCA-SCA 巨大血栓性动脉瘤

4.4　经蝶入路鞍区和鞍旁病灶

本章总结了笔者内镜辅助经鼻蝶入路手术治疗的 97 例患者的经验，其中大部分是垂体瘤病例。手术通过标准经鼻蝶入路[82,83]，应用内镜辅助，内镜有时还可在显微镜无法观察的盲区中进行操作，确保切除的彻底性[84]。

由于垂体是蛛网膜外结构，所有垂体腺瘤均起源于蛛网膜腔外并向鞍外扩张，压迫鞍隔的硬膜环，抬高但不穿透蛛网膜。因此，垂体腺瘤，无论大小和形态，均由一层偶有增厚的蛛网膜覆盖，可将其与蛛网膜下腔分开[85]。注意保护蛛网膜的完整性对于保护蛛网膜下结构免受损伤以及预防术后脑脊液漏十分重要。对于多数病例，内镜仅能在瘤腔内操作，而无法整体观察颅内结构（**图 32，例 22**）。极少数病例，其硬膜–蛛网膜界面会受到不同程度的破坏，在这些病例中，内镜恰好能够清晰地定位蛛网膜破损，还可以通过此破口观察颅内结构（图 33，例 23）。颅咽管瘤和其他鞍区病变与垂体瘤完全不同，可能完全或部分位于蛛网膜内，此类病变蛛网膜界面在手术操作中极易破损：内镜观察下可见到这些病例位于蛛网膜下的颅内解剖结构（**图 34，例 24**）。

我们在内镜辅助经蝶手术操作中使用了与颅内操作相同的内镜，但在大多数情况下，还需要安装特殊的具有冲洗和吸引功能的套管。在这些病变的治疗中可使用纯内镜入路。实际上，笔者（R. J. G.）在一些病例确实使用了纯内镜手术。根据我们的经验，对此类病灶尤其是血供丰富者，标准显微镜手术更快更有效。而文献报道，内镜辅助显微手术在经蝶入路中的效率更高[86,87]。在笔者单位拉奎拉大学（L'Aquila）神经外科，年轻外科医生接受培训并对每个病例进行单或双鼻孔纯内镜下经蝶入路操作练习[88–92]。

对于累及颅底的脊索瘤或其他起源于颅腔内的肿瘤病例以及颅底脑脊液漏的病例，以往多应用传统显微外科入路操作，仅仅手术最后用内镜辅助观察。现在，我们已经逐步转向利用纯内镜入路治疗这些病例[93-96]。这类手术中需要用到内镜、冲洗和吸引鞘等在其他 EAM 手术中也要使用的器械。

例22　垂体大腺瘤

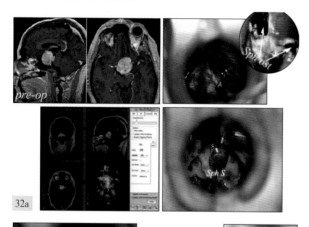

图 32a　一例垂体大腺瘤的术前 MR 扫描图像，手术中使用神经导航；在鼻腔操作阶段运用内镜来分辨蝶窦开口，随即扩大蝶窦开口以进入蝶窦

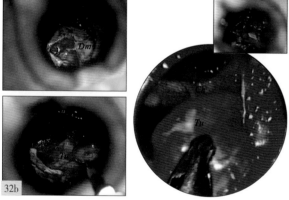

图 32b　在切开鞍底硬膜后，显微镜下切除肿瘤；接着则需要向上视角的 30°镜（28162BOA）探查并切除少量残余肿瘤

缩略词检索（图 32a~图 32b）

Ch	视交叉	Dm	硬膜	pre-op	手术前
ps	垂体柄	Sph ost	蝶窦开口	Sph S	蝶窦
Tu	肿瘤				

评论（例22）

EAM 可以更安全、更完整地切除病灶

图 32　垂体大腺瘤

例 23　垂体大腺瘤

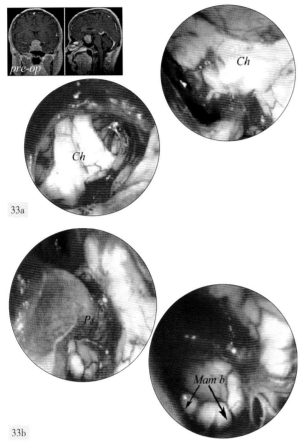

图 33a　术前病灶的 MR 扫描图像。此步骤完成前，需用向上视角的 30°镜（28162BOA）确定病灶是否已完全切除

图 33b　在残腔内未看到蛛网膜界面，但视交叉、垂体柄及乳头体清晰可见

缩略词检索（图 33a ~ 图 33b）

Ch	视交叉	Mam b	乳头体	pre-op	手术前
Ps	垂体柄				

评论（图 23）

EAM 可以轻松确认病灶切除的完整性，并在全景视角下观察到蛛网膜下的结构，大多数病例中当蛛网膜面完整时，这些结构是不可见的

图 33　垂体大腺瘤

例 24 鞍内囊性颅咽管瘤

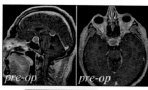
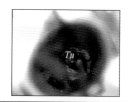
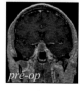
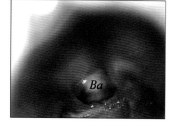

34a

图 34a 一例鞍内囊性颅咽管瘤的术前 MRI 影像，经鼻中隔入路；由病灶未与鞍上结构紧密粘连可以判断，病灶可被完全切除，然而，在切除过程中可明显看到：蛛网膜下的结构并无清晰的蛛网膜界面。此外，在硬脑膜后部，可通过一条间隙辨认出基底动脉远端

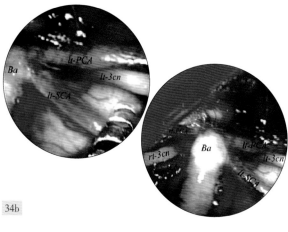

34b

图 34b 手持视角向上的 30°镜（28162BOA），可以看到 PCA 和 SCA 的之间的清晰视野，动眼神经从其间穿过，从而确定了病灶已完全切除

缩略词检索 （图 34a ~ 图 34b）

3 cn	动眼神经	Ba	基底动脉	lt	左
PCA	大脑后动脉	pre-op	手术前	rt	右
SCA	小脑上动脉	Tu	肿瘤		

评论 （图 24）

EAM 可以轻松确认病灶切除的完整性，并提供蛛网膜下结构漂亮的全景图像，大多数病例当蛛网膜面完整时，这些结构是不可见的

图 34 鞍内囊性颅咽管瘤

例 25　前颅底脊索瘤

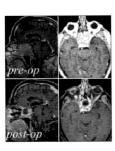
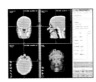
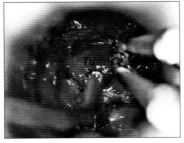

图 35a　累及整个前颅底的脊索瘤术前及术后的 MR 扫描图像。在术中导航的帮助下，采用经鼻-经蝶入路进行手术操作。绝大多数手术操作室在显微镜下进行的；切除了大部分肿瘤

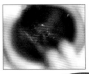
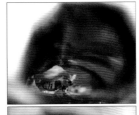
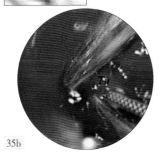
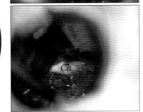

图 35b　一些手术操作，主要是位于手术部位的深部位置的操作，需要利用 0°镜（28162AUA），在内镜视野下进行。在此步骤的最后，在显微镜下可以很明显地看到肿瘤已形成硬脑膜间隙，通过此间隙可见视交叉

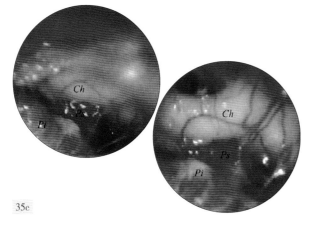

图 35c　利用 30°镜（28162BOA）可通过硬脑膜间隙，看到视交叉的前部

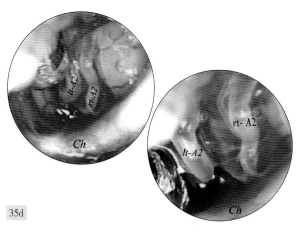

35d

图 35d　大脑前动脉 A2 段，从而确认肿瘤已完全切除

缩略词检索（图 35a ~ 图 35d）

A2	大脑前动脉交通后段	Ch	视交叉	lt	左侧
Pi	垂体	post-op	手术后	pre-op	手术前
Ps	垂体柄	rt	右侧	Tu	肿瘤

评论（例 25）

EAM 不仅可用于确认切除的完整性，还可以开展一些手术操作

图 35　前颅底脊索瘤

参 考 文 献

1. APUZZO MLJ, HEIFETZ M, WEISS MH, KURZE T: Neurosurgical endoscopy using the sideviewing telescope. Technical note. J Neurosurg 16 : 398−00, 1977
2. HALVES E, BUSHE KA: Transsphenoidal operation on craniopharyngiomas with extrasellar extensions. The advantage of the operating endoscope [proceedings]. Acta Neurochir Suppl 28 : 362, 1979
3. HARDY J: La chirurgie de l' hypophyse par voie transspénoidale. Union Med Can 96 : 702−12, 1967
4. MATULA C, TSCHABITSCHER M, DAY JD, REINPRECHT A, KOOS WT: Endoscopically assisted microneurosurgery. Acta Neurochir (Wien) 134 (3−4) : 190−5, 1995
5. PERNECZKY A, FRIES G: Endoscope-assisted brain surgery: part 1-evolution, basic concept, and current technique. Neurosurgery 42 (2) : 219−24, 1998
6. PERNECZKY A, FRIES G: Endoscope-assisted brain surgery: part 2-analysis of 380 procedures. Neurosurgery 42 (2) : 226−31, 1998
7. PERNECZKY A, TSCHABITSCHER M, RESCH KDM: Endoscopic anatomy for neurosurgery. Georg Thieme Verlag, Stuttgart, 1993
8. PERNECZKY A, MULLER-FORELL W, VAN LINDERT E, FRIES G: Keyhole concept in neurosurgery. Georg Thieme Verlag, Stuttgart, 1999
9. HOPKINS HH: Optical principles of the endoscope. In: Berci G (ed). Endoscopy. Appleton-Century-Crofts, New York, 1976
10. LINDER TE, SIMMEN D, STOOL SE: Revolutionary inventions in the 20th century. The history of endoscopy. Arch Otolaryngol Head Neck Surg 123 : 1161−3, 1997
11. COCKETT WS, COCKETT ATK: The Hopkins rod-lens system and the Storz cold light illumination system. Urology 51 (Suppl 5A) : 1−2, 1998
12. SCHROEDER HWS, GAAB MR: Intracranial endoscopy. Neurosurg Focus 6 (4) : E1, 1999
13. PIETRABISSA A, SCARCELLO E, CAROBBI A, MOSCA F: Three-dimensional versus two-dimensional video system for the trained endoscopic surgeon and the beginner. Endosc Surg Allied Technol 2 (6) : 315−7, 1994

14. HOFMEISTER J, FRANK TG, CUSCHIERI A, WADE NJ: Perceptual aspects of two-dimensional and stereoscopic display techniques in endoscopic surgery: review and current problems. Semin Laparosc Surg 8（1）：12-24, 2001

15. RIEGEL T, HELLWIG D, BAUER BL, MENNEL HD: Endoscopic anatomy of the third ventricle. Acta Neurochir Suppl 61：54-6, 1994

16. RESCH KD, PERNECZKY A, TSCHABITSCHER M, KINDEL S: Endoscopic anatomy of the ventricles. Acta Neurochir Suppl 61：57-61, 1994

17. VINAS FC, DUJOVNY N, DUJOVNY M: Microanatomical basis for the third ventriculostomy. Minim Invasive Neurosurg 39（4）：116-21, 1996

18. DECQ P, LE GUERINEL C, SOL JC, PALFI S, DJINDJIAN M, NGUYEN JP: Endoscopic anatomy of the third ventricle. Neurochirurgie 46（3）：203-8, 2000

19. DECQ P: Endoscopic ventricular anatomy. Morphologie 89（284）：12-21, 2005

20. LONGATTI P, FIORINDI A, PERIN A, MARTINUZZI A: Endoscopic anatomy of the cerebral aqueduct. Neurosurgery 61（3）：1-5, 2007

21. LONGATTI P, FIORINDI A, FELETTI A, D'AVELLA D, MARTINUZZI A: Endoscopic anatomy of the fourth ventricle. J Neurosurg 109（3）：530-5, 2008

22. TSCHABITSCHER M, GALZIO G: Endoscopic Anatomy along the transnasal approach to the pituitary gland and the surrounding structures. In "Endoscopic Endonasal Transsphenoidal Surgery", de Divitiis E, Cappabianca P（Eds）, Springer, Wien New York, 2003, pp 21-39

23. CAVALLO LM, CAPPABIANCA P, GALZIO R, IACONETTA G, DE DIVITIIS E, TSCHABITSCHER M: Endoscopic transnasal approach to the cavernous sinus versus transcranial route: anatomic study. Neurosurgery 56（2）：379-89, 2005

24. CAVALLO LM, DE DIVITIIS O, AYDIN S, MESSINA A, ESPOSITO F, IACONETTA G, TALAT K, CAPPABIANCA P, TSCHABITSCHER M: Extended endoscopic endonasal transsphenoidal approach to the suprasellar area: anatomic considerations-part 1. Neurosurgery 61（3）：24-33, 2007

25. KASSAM AB, SNYDERMAN CH et al.: The Expanded Endonasal Approach to the Ventral Skull Base: Sagittal Plane. Verlag Endo：Press® Tuttlingen, Germany, 2007

26. CASTELNUOVO P: Endoscopic Cadaver Dissection for Teaching Anterior Skull Base Surgery-An Anatomic-Operative Tutorial on Advanced Techniques of Endoscopic Anterior Skull Base Surgery. Verlag Endo：Press® Tuttlingen, Germany, 2004

27. CAPPABIANCA P, CAVALLO LM, DE DIVITIIS E: Endoscopic Pituitary Surgery-Anatomy and Surgery of the Transsphenoidal Approach to the Sellar Region. Verlag Endo：Press® Tuttlingen, Germany, 2004

28. O'DONOGHUE GM, O'FLYNN P: Endoscopic anatomy of the cerebellopontine angle. Am J Otol 14（2）：122-5, 1993

29. M. TSCHABITSHER, R. GALZIO: Central skull base anatomy as seen through the endoscope. In "Cavernous Sinus. A Multidisciplinary Approach to Vascular and Tumorous Lesions", V. V. Dolenc（Ed.）, Springer, Wien New York, 2009

30. FROELICH SC, ABDEL AZIZ KM, COHEN PD, VAN LOVEREN HR, KELLER JT: Microsurgical and endoscopic anatomy of Liliequist's membrane: a complex and variable structure of the basal cisterns. Neurosurgery 63（1）：ONS1-8, 2008

31. CAPPABIANCA P, CAVALLO LM, ESPOSITO F, DE DIVITIIS E, TSCHABITSCHER M: Endoscopic examination of the cerebellar pontine angle. Clin Neurol Neurosurg 104（4）：387-91, 2002

32. MATULA C, REINPRECHT A, ROESSLER K, TSCHABITSCHER M, KOOS WT: Endoscopic exploration of the IVth ventricle. Minim Invasive Neurosurg 39（3）：86-92, 1996

33. REISCH R, PERNECZKY A, FILIPPI R: Surgical technique of the supraorbital key-hole craniotomy. Surg Neurol 59：223-227, 2003

34. VAN LINDERT E, PERNECZKY A, FRIES G, PIERANGELI E: The supraorbital keyhole approach to supratentorial aneurysms: Concepts and technique. Surg Neurol 49：481-490, 1998

35. International Anatomical Terminology. FCAT, Federative Commitee on Anatomical Terminology, Thieme Stuttgart, New York, 1998

36. TANEDA M, KATO A, YOSHIMINE T, HAYAKAWA: Endoscopic-image display system mounted on the surgical microscope. Minim Invas Neurosurg 38：85-86, 1995

37. VAN LINDERT EJ, GROTENHUIS JA, BEEMS T: The use of a head-mounted display for visualization in neuroendoscopy. Comput Aided Surg 9（6）：251-6, 2004

38. VAN KOESVELD JJ, TETTEROO GW, DE GRAAF EJ: Use of head-mounted display in transanal endoscopic microsurgery. Surg Endosc. 17（6）：943-6, 2003

39. CHEN JC, MOFFITT K, LEVY ML: Head-mounted display system for microneurosurgery. Stereotact Funct Neurosurg. 68：25-32, 1997

40. TEO C: Endoscopy Allows a Keyhole Approach to Many Skull Base Tumors. Neurosurgery 43（3）：713, 1998

41. KASSAM A, HOROWITZ M, WELCH W, SCLABASSI R, CAR-RAU R, SNYDERMAN C, HIRSCH B: The role of endoscopic assisted microneurosurgery（image fusion technology）in the performance of neurosurgical procedures. Minim Invasive Neurosurg 48（4）：191-6, 2005

42. BADIE B, BROOKS N, SOUWEIDANE MM: Endoscopic and minimally invasive microsurgical approaches for treating brain tumor patients. J Neurooncol 69（1-3）：209-19, 2004

43. KADRI H, MAWLA AA: Endoscopy-assisted microsurgical total resection of craniopharyngioma in childhood. Minim Invasive Neurosurg 49（6）：369-72, 2006

44. MAGNAN J, CHAYS A, CACES F, LEPETRE C, COHEN JM, BELUS JF, BRUZZO M: Apport de l'endoscopie de l'angle ponto-cerebelleux par voie retrosigmoide. Ann Otolaryngol Chir Cervicofac. 110（5）：259-65, 1993

45. MAGNAN J, CHAYS A, LEPETRE C, PENCROFFI E, LOCATELLI P: Surgical perspectives of endoscopy of the cerebellopontine angle. Am J Otol. 15（3）：366-70. 1994

46. SCHROEDER HW, OERTEL J, GAAB MR: Endoscope-assisted microsurgical resection of epidermoid tumors of the cerebellopontine angle. J Neurosurg 101（2）：227-32, 2004

47. DE DIVITIIS O, CAVALLO LM, DAL FABBRO M, ELEFANTE A, CAPPABIANCA P: Freehand dynamic endoscopic resection of an epidermoid tumor of the cerebellopontine angle: technical case report. Neurosurgery 61（5 Suppl 2）：E239-40, 2007

48. CHARALAMPAKI P, FILIPPI R, WELSCHEHOLD S, CONRAD J, PERNECZKY A: Tumors of the lateral and third ventricle: removal under endoscope-assisted keyhole conditions. Neurosurgery 57（4 Suppl）：302-11, 2005

49. SOUWEIDANE MM: Endoscopic surgery for intraventricular brain tumors in patients without hydrocephalus. Neurosurgery 57（4 Suppl）：312-8, 2005

50. CHARALAMPAKI P, FILIPPI R, WELSCHEHOLD S, CONRAD J: Endoscopic and endoscope-assisted neurosurgical treatment of suprasellar arachnoidal cysts（Mickey Mouse cysts）. Minim Invasive Neurosurg 48（5）：283-8, 2005

51. TIRAKOTAI W, HELLWIG D, BERTALANFFY H, RIEGEL T: The role of neuroendoscopy in the management of solid or solid-cystic intra-and periventricular tumours. Childs Nerv Syst 23（6）：653-8, 2007

52. CAPPABIANCA P, CINALLI G, GANGEMI M, BRUNORI A, CAVALLO LM, DE DIVITIIS E, DECQ P, DELITALA A, DI ROCCO F, FRAZEE J, GODANO U, GROTENHUIS A, LONGATTI P, MASCARI C,

NISHIHARA T, OI S, REKATE H, SCHROEDER HW, SOUWEIDANE MM, SPENNATO P, TAMBURRINI G, TEO C, WARF B, ZYMBERG ST: Application of neuroendoscopy to intraventricular lesions. Neurosurgery 62 Suppl 2 : 575-97, 2008

53. TAMBURRINI G, D'ANGELO L, PATERNOSTER G, MASSIMI L, CALDARELLI M, DI ROCCO C: Endoscopic management of intra and paraventricular CSF cysts. Childs Nerv Syst 23 (6) : 645 - 51, 2007

54. HOPF NJ, PERNECZKY A: Endoscopic neurosurgery and endoscope-assisted microneurosurgery for the treatment of intracranial cysts. Neurosurgery 43 : 1330-1337, 1998

55. PRADILLA G, JALLO G: Arachnoid cysts: case series and review of the literature. Neurosurg Focus 15; 22 (2) : E7, 2007

56. ABDEEN K, KATO Y, KIYA N, YOSHIDA K, KANNO T: Neuroendoscopy in microvascular decompression for trigeminal neuralgia and hemifacial spasm: technical note. Neurol Res. 22 (5) : 522-6, 2000

57. JARRAHY R, BERCI G, SHAHINIAN HK: Endoscope-assisted micro-vascular decompression of the trigeminal nerve. Otolaryngol Head Neck Surg. 123 (3) : 218-23, 2000

58. BADR-EL-DINE M, EL-GAREM HF, TALAAT AM, MAGNAN J: Endoscopically assisted minimally invasive microvascular decompression of hemifacial spasm. Otol Neurotol. 23 (2) : 122-8, 2002

59. EL-GAREM HF, BADR-EL-DINE M, TALAAT AM, MAGNAN J: Endoscopy as a tool in minimally invasive trigeminal neuralgia surgery. Otol Neurotol. 23 (2) : 132-5, 2002

60. BALANSARD CHF, MELLER R, BRUZZO M, CHAYS A, GIRARD N, MAGNAN J: Nèvralgie du trijumeau: resultats de la decompression vasculaire micro-chirurgicale et endoscopique. Ann Otolaryngol Chir Cervicofac 120 (6) : 330-7, 2003

61. MIYAZAKI H, DEVEZE A, MAGNAN J: Neuro-otologic surgery through minimally invasive retrosigmoid approach: endoscope assisted microvascular decompression, vestibular neurotomy, and tumor removal. Laryngoscope. 115 (9) : 1612-7, 2005

62. TEO C, NAKAJI P, MOBBS RJ: Endoscope-assisted microvascular decompression for trigeminal neuralgia: technical case report. Neurosurgery 59 (4 Suppl 2) : ONSE489-90, 2006

63. CHEN MJ, ZHANG WJ, YANG C, WU YQ, ZHANG ZY, WANG Y: Endoscopic neurovascular perspective in microvascular decompression of trigeminal neuralgia. J Craniomaxillofac Surg. 36 (8) : 456-61, 2008

64. EBY JB, CHA ST, SHAHINIAN HK: Fully endoscopic vascular decompression of the facial nerve for hemifacial spasm. Skull Base. 11 (3) : 189-97, 2001

65. JARRAHY R, EBY JB, CHA ST, SHAHINIAN HK: Fully endoscopic vascular decompression of the trigeminal nerve. Minim Invasive Neurosurg 45 (1) : 32-5, 2002

66. KABIL MS, EBY JB, SHAHINIAN HK: Endoscopic vascular decompression versus microvascular decompression of the trigeminal nerve. Minim Invasive Neurosurg. 48 (4) : 207-12, 2005

67. ARTZ GJ, HUX FJ, LAROUERE MJ, BOJRAB DI, BABU S, PIEPER DR: Endoscopic vascular decompression. Otol Neurotol. 29 (7) : 995-1000, 2008

68. KING WA, WACKYM PA, SEN C, MEYER GA, SHIAU J. DEUTSCH H: Adjunctive use of endoscopy during posterior fossa surgery to treat cranial neuropathies. Neurosurgery. 49 (1) : 108-15, 2001

69. RAK R, SEKHAR LN, STIMAC D, HECHL P: Endoscope-assisted microsurgery for microvascular compression syndromes. Neurosurgery 54 (4) : 876-81, 2004

70. CHENG WY, CHAO SC, SHEN CC: Endoscopic microvascular decompression of the hemifacial spasm. Surg Neurol 70 Suppl 1 : S40-6, 2008

71. FISCHER J, MUSTAFA H: Endoscopic-guided clipping of cerebral aneurysms. Br J Neurosurg 8 (5) : 559-565, 1994

72. PERNECZKY A, BOECHER-SCHWARTZ HG: Endoscope-assisted microsurgery for cerebral aneurysms. Neurol Med Chir 38 Suppl: 33-4, 1998

73. TANIGUCHI M, TAKIMOTO H, YOSHIMINE T et al.: Application of a rigid endoscope to the microsurgical management of 54 cerebral aneurysms: results in 48 patients. J Neurosurg 91 (2) ： 231-7, 1999

74. KATO Y, SANO H, NAGAHISA S, IWATA S, YOSHIDA K, YAMAMOTO K, KANNO T: Endoscopeassisted microsurgery for cerebral aneurysms. Minim Invasive Neurosurg. 43 (2) ： 91-7, 2000

75. KALAVAKONDA C, SEKHAR LN, RAMACHANDRAN P et al.: Endoscope-assisted microsurgery for intracranial aneurysms. Neurosurgery 51 (5) ： 1119-26, 2002

76. WANG E, YONG NP, NG I: Endoscopic assisted microneurosurgery for cerebral aneurysms. J Clin Neurosci. 10 (2) ： 174-6, 2003

77. KINOUCHI H, MIZOI K: Endoscope-assisted microsurgery for intracranial aneurysms. No Shinkei Geka 32 (11) ： 1117-30, 2004

78. KINOUCHI H, YANAGISAWA T, SUZUKI A, et al.: Simultaneous microscopic and endoscopic monitoring during surgery for internal carotid artery aneurysms. J Neurosurg 101 (6) ： 989-95, 2004

79. PROFETA G, DE FALCO R, AMBROSIO G et al.: Endoscope-assisted microneurosurgery for anterior circulation aneurysms using the angle-type rigid endoscope over a 3-year period. Childs Nerv Syst 20 ： 811-815, 2004

80. ZHAO J, WANG Y, ZHAO Y, et al.: Neuroendoscope-Assistend Minimally Invasive Microsurgery for Clipping Intracranial Aneurysms. Minim Invasive Neurosurg 49 ： 335-341, 2006

81. GALZIO RJ, DI COLA F, RAYSI DEHCORDI S, RICCI A, DE PAULIS D: Endoscope-assisted microneurosurgery for intracranial aneurysms. Front Neurol 18; 4 ： 201 (doi: 10. 3389/fneur. 2013. 00201), 2013

82. GRIFFITH HB, VEERAPEN R: A direct transnasal approach to the sphenoid sinus. Technical note. J Neurosurg 66 (1) ： 140-2, 1997

83. JANE JA JR, THAPAR K, KAPTAIN GJ, MAARTENS N, LAWS ER JR: Pituitary surgery: transsphenoidal approach. Neurosurgery 51 (2) ： 435-42, 2002

84. KELLY DF, ESPOSITO F, MALKASIAN DR: Endonasal endoscope-assisted microscopic approach. In "Cranial, Craniofacial and Skull Base Surgery", Cappabianca P, Califano L, Iaconetta G (Eds), Springer-Verlag, Heidelberg London Milan New York, pp 213-224, 2010

85. CIRIC I, ROSENBLATT S, ZHAO JC: Transsphenoidal microsurgery. Neurosurgery 51 (1) ： 161-9, 2002

86. KAWAMATA T, ISEKI H, ISHIZAKI R, HORI T: Minimally invasive endoscope-assisted endonasal trans-sphenoidal microsurgery for pituitary tumors: experience with 215 cases comparing with sublabial trans-sphenoidal approach. Neurol Res 24 (3) ： 259-65, 2002

87. FAHLBUSCH R, BUCHFELDER M: Transsphenoidal surgery of parasellar pituitary adenomas. Acta Neurochir (Wien) 92 (1-4) ： 93-9, 1998

88. JHO HD, ALFIERI A: Endoscopic transsphenoidal pituitary surgery: various surgical techniques and recommended steps for procedural transition. Br J Neurosurg 14 (5) ： 432-40, 2000

89. FRANK G, PASQUINI E, FARNETI G, MAZZATENTA D, SCIARRETTA V, GRASSO V, FAUSTINI FUSTINI M: The endoscopic versus the traditional approach in pituitary surgery. Neuroendocrinology 83 (3-4) ： 240-8, 2006

90. CAPPABIANCA P, CAVALLO LM, DE DIVITIIS O, SOLARI D, ESPOSITO F, COLAO A: Endoscopic pituitary surgery. Pituitary 11 (4) ： 385-90, 2008

91. ANAND VK, SCHWARTZ TH: Endoscopic Skull Base And Pituitary Approaches, A Step-By-Step Guide for Surgical Instruction and Cadaveric Dissection. Verlag Endo ： Press® Tuttlingen,

Germany, 2010
92. CASTELNUOVO P, LOCATELLI D: The Endoscopic Surgical Technique "Two Nostrils-Four Hands". Verlag Endo：Press® Tuttlingen, Germany, 2008
93. FRANK G, SCIARRETTA V, CALBUCCI F, FARNETI G, MAZZATENTA D, PASQUINI E: The endoscopic transnasal transsphenoidal approach for the treatment of cranial base chordomas and chondrosarcomas. Neurosurgery 59 (1 Suppl 1) ：ONS50-7, 2006
94. CAPPABIANCA P, CAVALLO LM, ESPOSITO F, DE DIVITIIS O, MESSINA A, DE DIVITIIS E: Extended endoscopic endonasal approach to the midline skull base: the evolving role of transsphenoidal surgery. Adv Tech Stand Neurosurg 33：151-99, 2008
95. CAPPABIANCA P, CAVALLO LM, ESPOSITO F, DE DIVITIIS O, MESSINA A, DE DIVITIIS E: Extended endoscopic endonasal approach to the midline skull base: the evolving role of transsphenoidal surgery. Adv Tech Stand Neurosurg 33：151-99, 2008
96. CASTELNUOVO P, LOCATELLI D: Endoscopic Surgical Management of Cerebrospinal Fluid Rhinorrhea. Verlag Endo：Press® Tuttlingen, Germany, 2008

5　结　　论

内镜辅助显微神经外科（EAM）是一种显微镜和内镜技术联合，使用特制器械治疗颅内深部病变较为有效的手术方法。显微镜可以提供手术野表面区域的照明与放大，而内镜则可以扩大术野深部区域的可视范围并减小手术创伤。

EAM 具有内镜的微创优势，能提高手术操作的效率，并且可以单独进行微创手术。EAM 可用于治疗位于前外侧和后颅窝蛛网膜池及四脑室蛛网膜间隙内的囊性病灶和肿瘤等，还可用于治疗桥小脑角神经血管卡压，还可以协助处理深部（颈内动脉虹吸段后壁、前交通动脉-大脑前动脉复合部以及基底动脉远端）动脉瘤。此外，内镜辅助技术已经被证实是一项垂体肿瘤和其他颅底侵袭性病变经蝶入路显微外科治疗的有效辅助手段。一些特殊设计的专用器械能够较大程度地方便手术操作，然而对于EAM，只需使用专用的内镜以及支撑装置，其他专用的外科器械并非必须。

最后必须强调的是，从尸体解剖训练学习的解剖学理论基础和操作经验，以及在手术室内镜下高强度训练是获得足够经验的主要方法。

6　推荐器械及设备

内镜辅助显微神经外科手术器械（GALZIO 教授推荐）

概述

① 28162 AUA　HOPKINS® 0°内镜，直径 2.7 mm，长度 15 cm，可高温高压灭菌

② 28162 BOA　HOPKINS® 30°内镜，广角视野，直径 2.7 mm，长度 15 cm，视野方向在 12 点钟位置，可高温高压灭菌

③ 28162 AUS　0°内镜冲洗吸引鞘，与 KARL STORZ 内镜 28162AUA 及 KARL STORZ CLEARVISION® II 冲洗系统配合使用

④ 28162 BOS　30°内镜冲洗吸引鞘，与 KARL STORZ 内镜 28162BOA 及 KARL STORZ CLEARVISION® II 冲洗系统配合使用

⑤ 28164 XG　吸引管，握柄上有加长的控制孔，直径 9 Fr.，长度 15 cm

⑥ 28164 XM　吸引管，握柄上有加长的控制孔，直径 7 Fr.，长度 15 cm

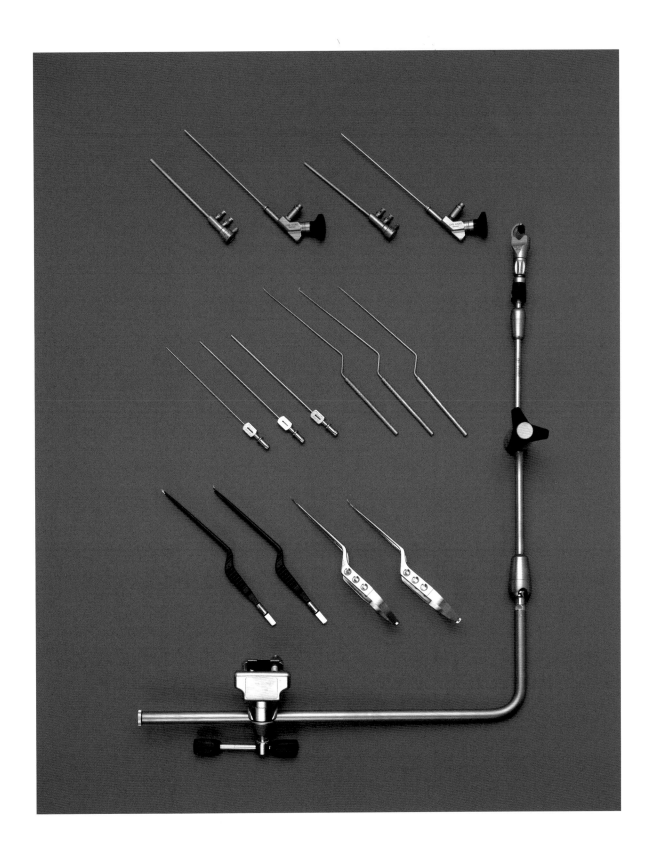

⑦ 28164 XK　　　吸引管，握柄上有加长的控制孔，直径 5 Fr.，长度 15 cm

⑧ 28164 PUA　　剥离子，枪状，下弯型，工作长度 13.5 cm

⑨ 28164 POA　　剥离子，枪状，上弯型，工作长度 13.5 cm

⑩ 28164 HGB　　显微拉钩，钝头，工作长度 13.5 cm

⑪ 28164 BPA　　双极电凝钳，绝缘，枪状，钝头，末端 0.7 mm，工作长度 12 cm，

总长 23 cm

⑫ 28164 BPC　　双极电凝钳，绝缘，枪状，钝头，末端 0.3 mm，工作长度 12 cm，

总长 23 cm

⑬ 662362　　　VANNAS 显微剪，枪状，直头，长度 20 cm

⑭ 662365　　　VANNAS 显微剪，枪状，头端上弯，长度 20 cm

⑮ 28272 RKB　　机械支撑臂，可高温高压灭菌。包括：夹槽，夹于手术床；L 型

支撑关节；金属镜夹，夹持范围 4.8-12.5 mm

EAM 用 HOPKINS®内镜（GALZIO 教授推荐）

直径 2.7 mm，长度 15 cm

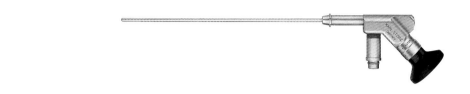

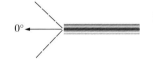

28162 AUA   HOPKINS® 0°内镜，直径 2.7 mm，长度 15 cm，近端目镜成角。标记色：绿色

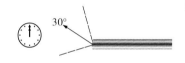

28162 BOA   HOPKINS® 30°内镜，广角视野，直径 2.7 mm，长度 15 cm，视野方向在 12 点钟位置。近端目镜成角。标记色：红色

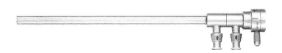

28162 AUS   0°内镜冲洗吸引鞘，卵圆形，3.5 mm×4.7 mm，工作长度 12 cm，与内镜 28162AUA 及 KARL STORZ CLEARVISION® II 冲洗系统配合使用

28162 BOS   30°内镜冲洗吸引鞘，卵圆形，3.5 mm×4.7 mm，工作长度 12 cm，与内镜 28162BOA 及 KARL STORZ CLEARVISION® II 冲洗系统配合使用

EAM 器械（GALZIO 教授推荐）

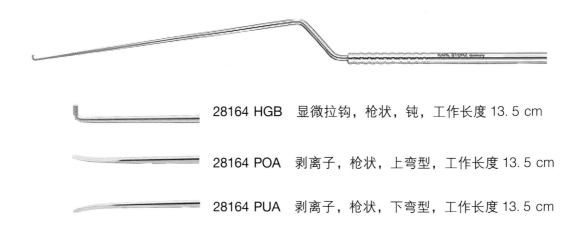

	28164 HGB	显微拉钩，枪状，钝，工作长度 13.5 cm
	28164 POA	剥离子，枪状，上弯型，工作长度 13.5 cm
	28164 PUA	剥离子，枪状，下弯型，工作长度 13.5 cm

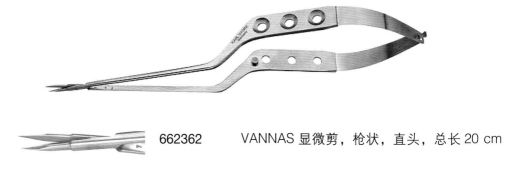

	662362	VANNAS 显微剪，枪状，直头，总长 20 cm
	662365	VANNAS 显微剪，枪状，头端上弯，总长 20 cm

双极电凝钳（GALZIO 教授推荐）

双极电凝钳，绝缘；与高频导线 847000 或 847000 A/E/M/V 配合使用

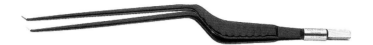

28164 BPA   双极电凝钳，绝缘，枪状，钝头，末端 0.7 mm，工作长度
                12 cm，总长 23 cm

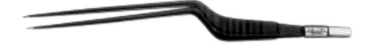

28164 BPC   双极电凝钳，绝缘，枪状，钝头，末端 0.3 mm，工作长度
                12 cm，总长 23 cm

吸引管（GALZIO 教授推荐）

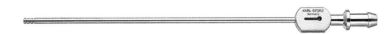

28164 XG   吸引管，握柄上有加长的控制孔，末端有小孔，LUER 接口，
                外径 9 Fr.，长度 15 cm

28164 XM   吸引管，握柄上有加长的控制孔，末端有小孔，LUER 接口，
                外径 7 Fr.，长度 15 cm

28164 XK   吸引管，握柄上有加长的控制孔，末端有小孔，LUER 接口，
                外径 5 Fr.，长度 15 cm

支臂

与 CLEARVISION® II 冲洗系统配合使用

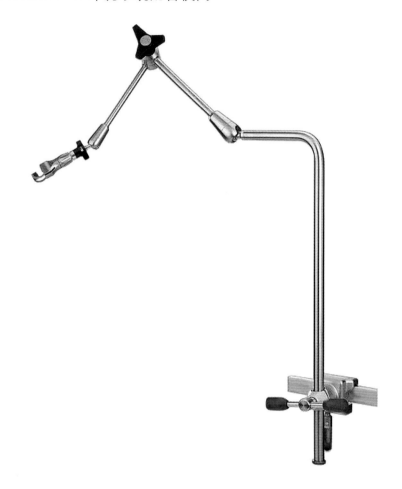

28272 RKB　机械支撑臂，可高温高压灭菌

包括：夹槽，夹于手术床；L 型支撑关节；金属镜夹，夹持
范围 4.8–12.5mm

IMAGE1 S 影像平台

经济节省，无限扩展

- 模块化设计

- 兼容（向前/后）各种型号的电子镜和全高清摄像头

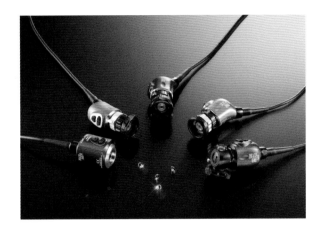

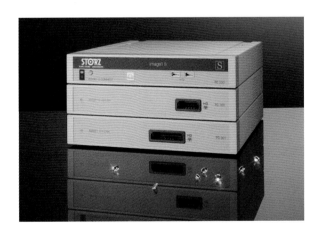

创新设计

- 系统菜单——直观的图形化界面，即时显示系统当前状态

- 即时菜单——在使用前快速检查系统状态

- 智能化图标——允许医生在手术中自由调整

- 自动光源控制

- Side-by-side view——标准图像与增强后的图像同屏显现

- 多功能控制——允许对两幅图像进行显示，处理与记录

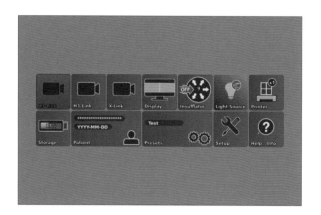

系统菜单

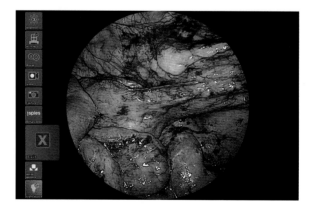

即时菜单

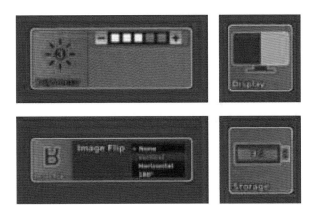

智能化图标

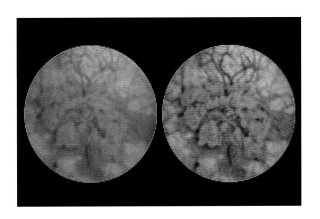

Side-by-side view 对比显示

卓越的成像

- 明显、锐利的全高清画面

- 真实的色彩还原

- 避免过度曝光

- 五大影像增强功能

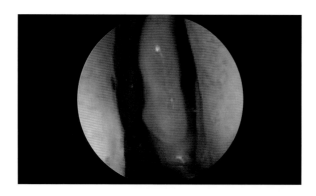

标准模式

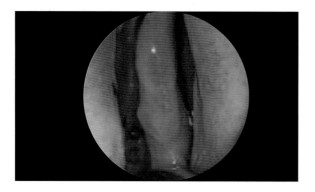

CLARA 模式

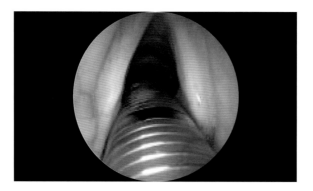

标准模式

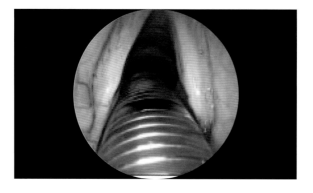

CHROMA 模式

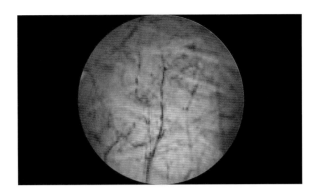

标准模式

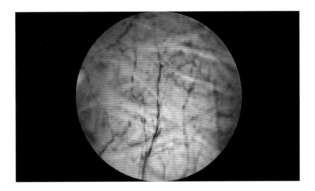

SPECTRA A 模式

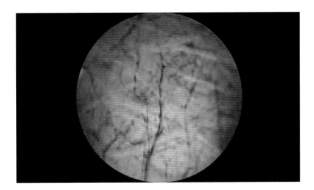

标准模式

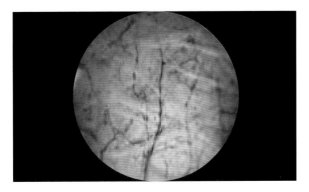

SPECTRA B 模式

IMAGE1 S 影像平台

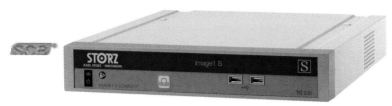

TC 200EN

TC 200EN　IMAGE1 CONNECT，摄像主机，可最多连接 3 个影像模块，分辨率 1920×1080，内置 KARL STORZ-SCB 及数字化图像处理模块

技术参数

高清视频信号输出	2×DVI-D
	1×3G-SDI
输出信号格式	1920×1080 P，50/60 Hz
LINK video inputs	3×
USB 接口	4×USB，（2×前面板，2×后面板）
SCB 接口	2×6-pin mini-DIN

电源电压	100~120 VAC/200~240 VAC
电源频率	50/60 Hz
防护等级	I，CF-Defib
规格 宽×高×长	305 mm×54 mm×320 mm
重量	2.1 kg

IMAGE1 S 影像模块

与 IMAGE1 CONNECT 摄像主机 TC 200EN 搭配使用。

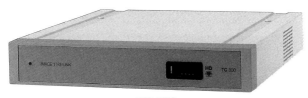

TC 300

TC 300　IMAGE1 H3-LINK，影像模块，与 IMAGE1 系列高清三晶片摄像头配合使用；与 IMAGE1 CONNECT 摄像主机 TC 200EN 搭配使用

技术参数：

影像模块	TC 300（H3-Link）
可支持的摄像头/电子镜	TH 100，TH 101，TH 102，TH 103，TH 104，TH 106 （支持 IMAGE1 S 影像增强功能） 22 2200 55-3，22 2200 56-3，22 2200 53-3，22 2200 60-3，22 2200 61-3，22 2200 54-3，22 2200 85-3 （不支持 IMAGE1 S 影像增强功能）
LINK 连接口	1×
电源电压	100~120 VAC/200~240 VAC
电源频率	50/60 Hz
防护等级	I，CF-Defib
规格 宽×高×长	305 mm×54 mm×320 mm
重量	1. 86 kg

手术显微镜下高清图像

摄像头无缝直连

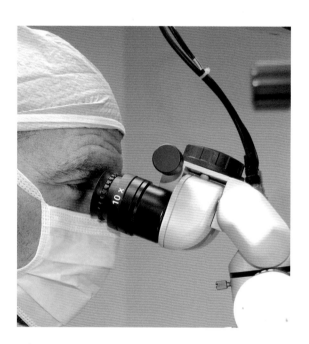

与 CARL ZEISS 的 VARIO 手术显微镜无缝直连

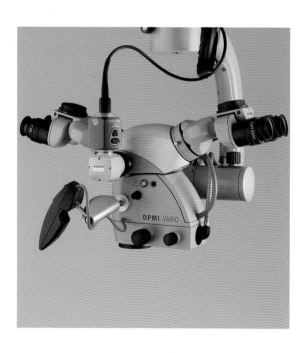

　　主刀医生可以通过手术显微镜获得极佳的镜下术野。可是助手、护士和学生很难观察到术野图像，尤其是高清图像更为困难。

　　KARL STORZ 为手术显微镜高清影像成像提供了一站式解决方案。为了保证图像的最佳效果，参与成像的各个环节，从摄像头到监视器（显示屏）都应该保证最优的成像质量。这种摄像头与显微镜之间专业的直接对接方式称作无缝直连。

　　H3-M COVIEW® 显微镜摄像头选择对应的 QUINTUS® TV 适配器可与显微镜无缝直连。

IMAGE1 S 摄像头

　　与 IMAGE1 S 摄像系统配合使用。IMAGE1 CONNECT 摄像主机 TC 200EN，IMAGE1 H3-LINK 影像模块 TC 300 和所有 IMAGE1 HUB™HD 系列主机。

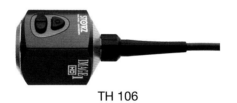

TH 106

TH 106　IMAGE1 S H3-M COVIEW® 全高清三晶片摄像头，50/60 Hz，支持（IMAGE1 S）影像增强功能，逐行扫描，选择对应的 QUINTUS® TV 适配器与显微镜无缝连接，2 个可设定的摄像头按键，用于 IMAGE1 S 和 IMAGE1 HD

技术参数：

IMAGE1 S 全高清三晶片摄像头	IMAGE1 S H3-M COVIEW®
产品型号	TH 106
图像传感器	3× 1/3″CCD 晶片
规格 宽×高×长	45 mm×50 mm×60 mm
重量	240 g
光学接口	C-MOUNT 接口
光灵敏度	F 1.9/1.4 Lux
线缆长度	900 cm

系统配件

QUINTUS®-高性能手术显微镜适配器。释放 CARL ZEISS MEDITEC 手术显微镜的性能-KARL STORZ 高清解决方案。

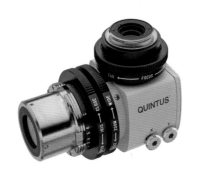

新型 QUINTUS®适配器连接手术显微镜与 H3-M COVIEW®全高清显微镜摄像头

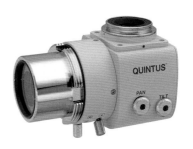

创新的 QUINTUS®非常容易使用，使之成为市场上兼容性最佳的适配器之一

技术参数：

- 具有 C-MOUNT 接口，可在安装摄像头时迅速定位

- 变焦控制使齐焦变焦成为可能

- 光圈控制提供了最方便以及最优的景深调整方式

- Tilt（Y）功能确保镜下图像的垂直位置。Pan 功能和 Tilt 功能帮助术者根据个人需求调整镜下图像

- QUINTUS® ZOOM 增强型提供可变的焦距

  f=43~86 mm。这样使得术者获得更高的灵活性来选择可视的范围

- Pan（X）功能确保镜下图像的水平位置

QUINTUS®适配器的焦距：QUINTUS®可选的固定焦距有 f＝45 and f＝55 mm 或者

ZOOM 增强型提供可变焦范围为焦距 43～86 mm。这样通过 H3-M COVIEW®高清显

微镜摄像头可以提供最佳的 16：9 全高清镜下画面。

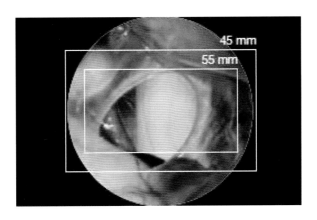

固定焦距：H3-M COVIEW®摄像头在使用固定焦距
为 45 mm 和 55 mm 的 QUINTUS®适配器的镜下图像
细节

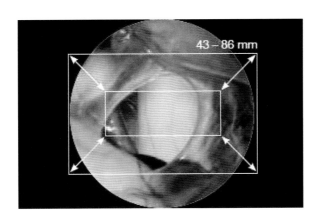

可变焦距：H3-M COVIEW®摄像头使用可变焦距
QUINTUS® ZOOM 增强型适配器时，镜下画面细节和
范围可调

QUINTUS®适配器（固定焦距），用于显微镜摄像头和 CARL ZEISS MEDITEC 手术显微镜连接。

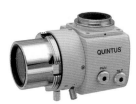

20 9230 45/20 9230 55

20 9230 45   QUINTUS® Z 45 适配器，用于 CARL ZEISS MEDITEC 手术显微镜，f = 45 mm，推荐用于 IMAGE1 HD H3-M/ H3-M COVIEW® 显微镜摄像头

20 9230 55   QUINTUS® Z 55 适配器，用于 CARL ZEISS MEDITEC 手术显微镜，f = 55 mm，推荐用于 IMAGE1 HD H3-M/ H3-M COVIEW® 显微镜摄像头，H3/H3-Z 摄像头

QUINTUS® ZOOM 增强型适配器（可变焦距），用于显微镜摄像头和 CARL ZEISS MEDITEC 手术显微镜连接。

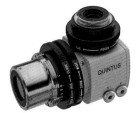

20 9230 00 Z

20 9230 00 Z   QUINTUS® ZOOM 增强型适配器，用于 CARL ZEISS MEDITEC 手术显微镜，可变焦距范围 f = 43 ~ 86 mm，可用于所有 KARL STORZ 摄像头

更多配件–用于 CARL ZEISS MEDITEC 手术显微镜。

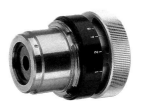

20 9250 00

20 9250 00　光圈，用于 ZEISS Pentero® 手术显微镜，光圈是 QUINTUS®

适配器和 ZEISS Pentero® 手术显微镜连接时必须的装置

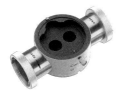

301513

301513　分光器 50/50，用于 ZEISS 手术显微镜或阴道镜

注：其他品牌手术显微镜（如 LEICA 或 Möller-Wedel）由厂家直接提供分光器

QUINTUS® 适配器（固定焦距），用于显微镜摄像头和 LEICA 手术显微镜连接。

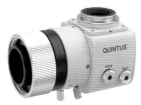

20 9330 45/20 9330 55

20 9330 45　QUINTUS® L 45 适配器，用于 LEICA 手术显微镜，f=45 mm，

推荐用于 H3-M 显微镜摄像头

20 9330 55　QUINTUS® L 55 适配器，用于 LEICA 手术显微镜，f=55 mm，

推荐用于 IMAGE1 HD H3-M/H3-M COVIEW® 显微镜摄像

头，H3/H3-Z 摄像头

QUINTUS®ZOOM 增强型适配器（可变焦距），用于显微镜摄像头和 LEICA 手术显微镜连接。

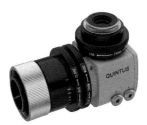

20 9330 00 Z

20 9330 00 Z　QUINTUS®ZOOM 增强型适配器，用于 LEICA 手术显微镜，可变焦距范围 f = 43 ~ 86 mm，可用于所有 KARL STORZ 摄像头

QUINTUS®适配器（固定焦距），用于显微镜摄像头和 Möller-Wedel 手术显微镜连接。

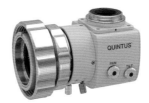

20 9530 45/20 9530 55

20 9530 45　QUINTUS®M 45 适配器，用于 Möller-Wedel 手术显微镜，f=45 mm，推荐用于 IMAGE1 HD H3-M/H3-M COVIEW® 显微镜摄像头

20 9530 55　QUINTUS®M 55 适配器，用于 Möller-Wedel 手术显微镜，f=55 mm，推荐用于 IMAGE1 HD H3-M/H3-M COVIEW® 显微镜摄像头，H3/H3-Z 摄像头

注：其他品牌手术显微镜（如 LEICA 或 Möller-Wedel）由厂家直接提供分光器

IMAGE1 S 摄像头

与 IMAGE1 S　影像增强平台配合使用。IMAGE1 CONNECT 摄像主机 TC 200EN，

IMAGE1 H3-LINK 影像模块 TC 300 和全系列 IMAGE1 HUB™ HD 摄像主机。

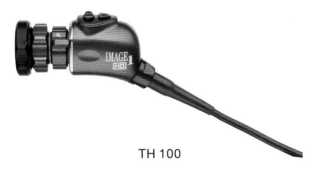

TH 100

TH 100　　IMAGE1 S H3-Z 全高清三晶片摄像头，50/60 Hz，支持
　　　　　IMAGE1 S 影像增强功能，逐行扫描，整合大于 2 倍的齐焦变
　　　　　焦镜头，焦距 f=15~31 mm（2×），2 个可设定的摄像头按键，
　　　　　用于 IMAGE1 S 和 IMAGE1 HD

技术参数：

IMAGE1 全高清三晶片摄像头	IMAGE1 S H3-Z
产品型号	TH 100
图像传感器	3×1/3″CCD 晶片
规格 宽×高×长	39 mm×49 mm×114 mm
重量	270 g
光学接口	标准光学镜接口，集成齐焦的变焦镜头，焦距 f=15~31 mm（2×）
光灵敏度	F 1.4/1.17 Lux

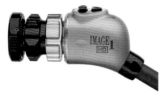

TH 104

TH 104　IMAGE1 S H3-ZA 全高清三晶片摄像头，50/60 Hz，支持影像增强功能，可高温高压消毒，逐行扫描，整合大于 2 倍的齐焦变焦镜头，焦距 f=15~31 mm（2×），2 个可设定的摄像头按键，用于 IMAGE1 S 和 IMAGE1 HD

技术参数：

IMAGE1 全高清三晶片摄像头	IMAGE1 S H3-ZA
产品型号	TH 104
图像传感器	3×1/3"CCD 晶片
规格 宽×高×长	39 mm×49 mm×100 mm
重量	299 g
光学接口	标准光学镜接口，集成齐焦的变焦镜头，焦距 f=15~31 mm（2×）
光灵敏度	F 1.4／1.17 Lux

监视器（显示屏）

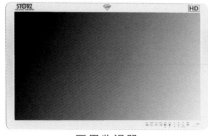

医用监视器

26″全高清 LED 背光医用监视器（显示屏）

安装标准：VESA 100

彩色制式：PAL/NTSC

分辨率：1920×1080

显示比例：16∶9

供电要求：100~240 VAC，50/60 Hz

包括：24 VDC 电源线

冷光源和附件

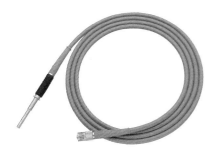

495 NL   纤维导光束，直型接口，直径 3.5 mm，长度 180 cm

495 NA   纤维导光束，直型接口，直径 3.5 mm，长度 230 cm

XENON 300　电子调光冷光源

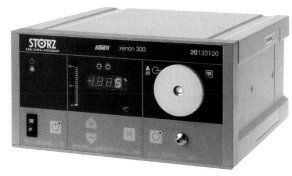

20 133101-1   XENON 300 电子调光冷光源

整合除雾泵，内置 KARL STORZ-SCB 及数字化图像处理模块

电源：100~125 VAC/220~240 VAC，50/60 Hz

包含：

电源线

SCB 连接线，长度 100 cm

XENON NOVA® 300 冷光源

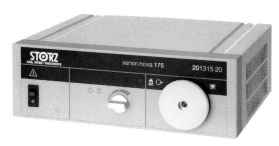

20134001   XENON NOVA® 300 冷光源

电源：100~125 VCA/220~240 VAC，50/60 Hz

包含：

电源线

台车

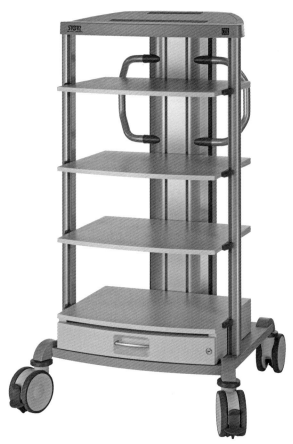

UG 220

UG 220 台车

　台车车身（高–宽）

　4 个带刹车的防静电双排脚轮

　尺寸（面宽 × 高度 × 纵深）：

　　车体：830 mm×1474 mm×730 mm

　　搁板：630 mm×25 mm×510 mm

　　脚轮直径：150 mm

含：

　底板——宽

　盖板——宽

　竖梁——高

　3×搁板——宽

　抽屉–宽

　2×设备轨——长

　摄像头托

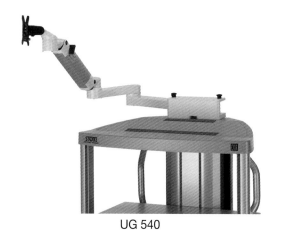

UG 540

UG 540 监视器（显示屏）支臂–三关节

　高度及方向可调

　左向或右向安装

　旋转范围约 180°

　伸展范围 780 mm

　距离中心 1170 mm

　最大承重能力 15 kg

　监视器安装板兼容 VESA 75／100

　用于 UGxxx 系列台车

台车配件

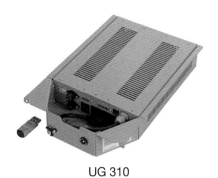

UG 310

UG 310 隔离变压器

隔离变压器 200~240V

2000VA，3 个特制电源插座

冲出式保险丝

3 个接地插头

尺寸（面宽×高度×纵深）：330 mm×90 mm×495 mm

用于 UGxxx 系列台车

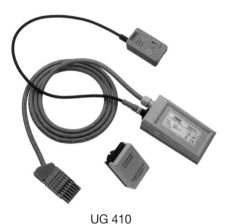

UG 410

UG 410 漏电监控

200~ 240V

安装于台车

控制面板尺寸（面宽×高度×纵深）：44 mm×80 mm×29 mm

用于隔离变压器 UG310

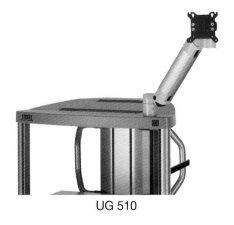

UG 510

UG 510 监视器（显示屏）支臂–单关节

高度及方向可调

可倾斜

左侧或右侧安装

旋转范围约 320°

伸展范围 530 mm

最大承重能力 15 kg

监视器安装板兼容 VESA 75/100

用于 UGxxx 系列台车

医用数据管理系统——AIDA

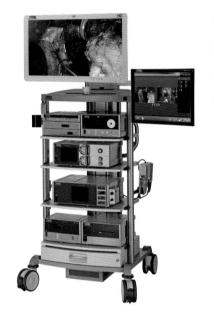

AIDA 可以实现手术过程中对手术影像的刻录，为客户提供定制化的完整解决方案。这些定制化的解决方案与现有临床标准相一致，以保证方案的可靠性与安全性。完善的功能与最新的趋势相结合得到医用数据管理系统——AIDA。AIDA 能够将现有图像信息及交互数据与其他系统相融合。

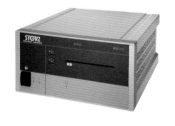

1. WD-200-XX＊ AIDA

抓取图像与刻录影像

2D/3D 双通道全高清刻录

供电要求：100~240 VAC，50/60 Hz

包括：

USB 键盘（带触摸板）

ACC 连接线

DVI 连接线，200 cm

HDMI-DVI 转接线，200 cm

电源线，300 cm

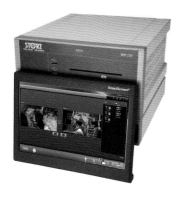

2. WD 250-XX ＊ AIDA

抓取图像与刻录影像

2D/3D 双通道全高清刻录

附带 SMARTSCREEN 触摸屏

供电要求：100~240 VAC，50/60 Hz

包括：

   USB 键盘（带触摸板）

   ACC 连接线

   DVI 连接线，200 cm

   HDMI-DVI 转接线，200 cm

   电源线，300 cm

操作流程

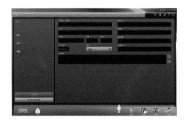

病人：

进入病人信息库非常简便。AIDA 将 HIS 与 PACS 等数据整合在一起，建立起病人信息库。数据可以通过手动输入也可以通过 DICOM 接口导入。

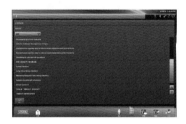

检查单：

一体化集中控制系统与刻录系统相结合。检查单可以简化刻录过程，且符合临床标准。所有的检查单可以适应不同需求，且保证病人安全。

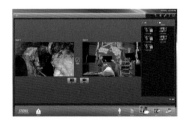

刻录：

实现图像与影像的高质量刻录，2D/3D 双通道全高清刻录。双路刻录可以实现双信息源的录制过程。

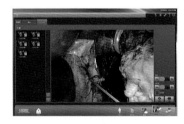

编辑：

利用编辑功能，可以对刻录的图像与影像做简单调整。刻录信息通过快速优化直接生成病人的病历报告。

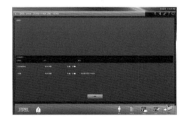

完成：

完成刻录过程非常简便。AIDA 提供巨大的存储空间，且输出的数据可以定义其存储位置。存储数据通过 IEM 输出。为了防止数据的丢失，系统保证数据在完全输出后再删除。

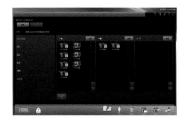

参考：

患者的信息可以非常方便地获取。所有的信息，包括图像、影像、检查单等均可以轻松地检索得到。